Aguas
infusionadas

Aguas infusionadas

50 BEBIDAS REGENERADORAS, REVITALIZANTES Y RELAJANTES

GEORGINA DAVIES

Fotografías de Luke Albert

cincotintas

SUMARIO

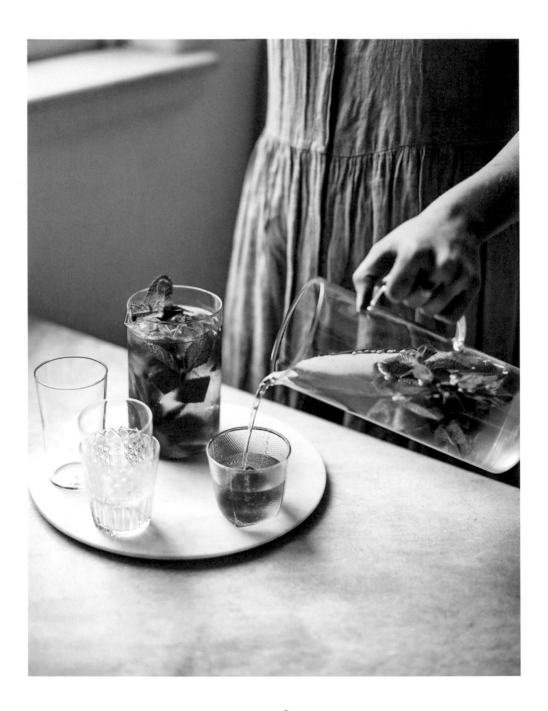

INTRODUCCIÓN

Todos sabemos que deberíamos beber más agua; los expertos, por ejemplo, nos recomiendan un mínimo de dos litros de agua diarios. Sin embargo, ¿cuántos de nosotros podemos decir con el corazón en la mano que no tenemos dificultades para engullir tal cantidad de agua cada 24 horas?

Por el contrario, es mucho más probable que nos dejemos seducir por bebidas de colores que contienen alcohol, cafeína o edulcorantes y que, por mucho que estimulen el paladar, también hacen que el resto del cuerpo languidezca.

Tal y como sabe todo aquel que haya intentado abandonar el alcohol, reducir la ingesta de cafeína o dejar los refrescos en la estantería, la humilde e insípida agua no resulta demasiado satisfactoria como sustituta de estos brebajes tan sabrosos.

¿O tal vez sí? La intención de este libro es demostrar que el H_2O puede ser mucho más. Añadir frutas, hierbas aromáticas, verduras o especias a un humilde vaso de agua fría o caliente hace maravillas con el sabor y abre la puerta a todo un mundo de sensaciones nuevas.

Y eso no es todo. También nos ofrece un amplio abanico de beneficios para la salud, desde facilitar la digestión y el metabolismo y, por lo tanto, una gestión saludable del peso, hasta aportar vitaminas vitales que refuerzan el sistema inmunitario.

La hidratación es clave para mantener en buen funcionamiento todos los sistemas del organismo. Mejora la salud de la piel y del cabello y mantiene la tez clara y nutrida, al tiempo que potencia la capacidad cerebral, previene los dolores de cabeza y nos ayuda a pensar con claridad.

El objetivo de las recetas regeneradoras, revitalizadoras y relajantes que encontrarás en estas páginas es que mantenerte bien hidratado te resulte sencillo y placentero. Son fáciles de preparar y usan una sorprendente variedad de hierbas aromáticas, frutas, verduras y especias que añaden una chispa sabrosa, sana y original al humilde vaso de agua.

UNOS CONSEJOS ANTES DE EMPEZAR

INGREDIENTES

- Compra siempre productos de calidad.

- Asegúrate de lavar bien todas las frutas, verduras y hierbas aromáticas antes de usarlas.

- Usa cítricos sin encerar. (Es muy fácil encontrar limones sin encerar en los supermercados. Por desgracia, es casi seguro que todos los demás cítricos sí que contarán con una capa de cera. La puedes retirar fácilmente colocando la fruta en un colador sobre la pica y enjuagándola suavemente con agua caliente. Frota con cuidado la piel con un cepillo, vuelve a enjuagar la fruta, ahora con agua fría, y sécala.)

- A no ser que se indique lo contrario, usa hierbas aromáticas frescas.

- A no ser que se indique lo contrario, toda la fruta y verdura se usa con la piel.

- A no ser que se indique lo contrario, no retires el corazón de las peras y las manzanas.

- A no ser que se indique lo contrario, muele las especias frescas.

- Siempre que sea posible, usa agua filtrada.

- Experimenta: puedes usar agua con gas en lugar de sin, o servir las infusiones frías con hielo.

CANTIDADES

- Todas las infusiones frías dan para 1,25 l de bebida y todas las calientes dan para 500 ml, lo suficiente para llenar una tetera pequeña.

- En todos los casos, y a no ser que se diga lo contrario, las cantidades bastan para servir a dos o tres personas.

- Si quieres preparar una ración generosa para una persona o la cantidad suficiente para llenar una botella de agua, reduce a la mitad las cantidades de los ingredientes de las infusiones frías.

- Las instrucciones explican cómo preparar infusiones en un recipiente grande, pero, si lo prefieres, puedes hacerlo en tazas o vasos individuales.

- La mayoría de recetas frías tienen que infusionar durante un mínimo de dos horas. Si las prepararas en una botella de agua para llevártelas al trabajo o al gimnasio, elabora la bebida de tu elección antes de acostarte y déjala infusionar toda la noche. Por supuesto, también puedes servirlas de inmediato pero, entonces, los sabores no serán tan intensos.

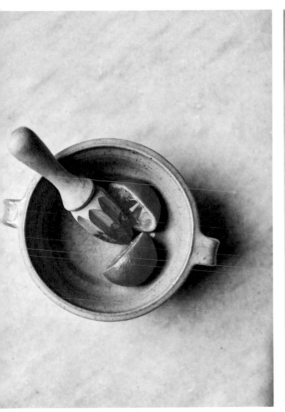

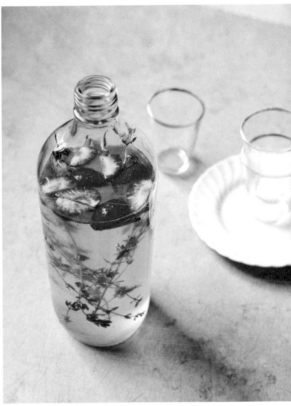

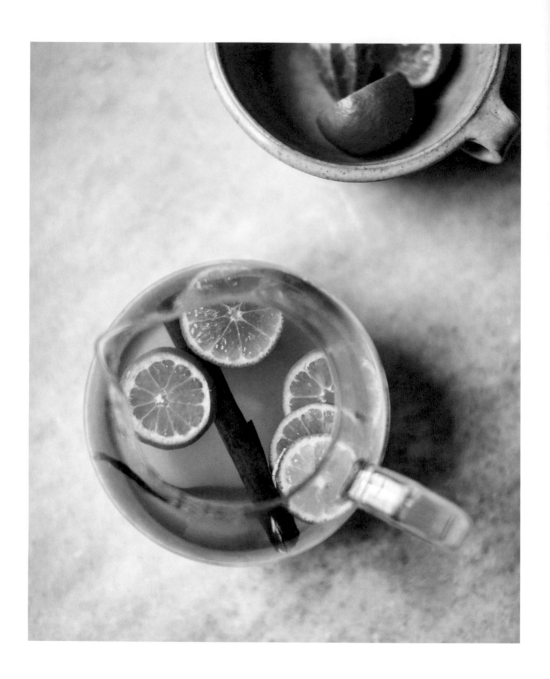

LOS BENEFICIOS DE LOS INGREDIENTES

FRUTA

Arándanos. Son pequeños pero matones en términos de beneficios para la salud. Rebosan nutrientes, antioxidantes y vitamina C, que ayuda a proteger las células y cuida el corazón.

Fresas. Son una fuente excelente de vitaminas K y C y proporcionan una buena dosis de fibra, ácido fólico y potasio. Tal y como sucede con todas las bayas, son mucho mejores cuando son de temporada.

Granadas. Son ricas en vitaminas C, K y B (especialmente en ácido fólico) y tienen un gran poder antioxidante. Las vitaminas B son importantes para reparar el ADN y otros de los beneficios de las granadas son, por ejemplo, que ayudan a reducir la inflamación intestinal y facilitan la digestión.

Hinojo. Contribuye a la salud de los huesos, regula la tensión arterial y promueve la salud cardiovascular. También ayuda a prevenir la retención de líquidos y a regular la digestión.

Kiwis. Contienen actinidina, una enzima que facilita la digestión. También están repletos de vitaminas que refuerzan el sistema inmunitario.

Limones. Son una fuente fantástica de vitamina C, facilitan la digestión y refrescan el aliento. Una sola rodaja en una taza de agua caliente es la manera perfecta de empezar el día y despertar con suavidad el sistema digestivo.

Manzanas. Son bajas en azúcares naturales y ricas en vitaminas, por lo que son perfectas para las aguas infusionadas. Están repletas de antioxidantes y de fibra dietética y son fantásticas para acelerar el metabolismo.

Naranjas. Son ricas en vitamina C, un antioxidante muy potente que protege las células. Úsalas en las aguas infusionadas para ayudarte a prevenir los resfriados y la gripe.

Pepino. Contiene nutrientes que mejoran la calidad de la piel. También va muy bien para tratar las ojeras y las bolsas de los ojos.

Piña. Es rica en vitamina C y en antioxidantes, supone un gran refuerzo para el sistema inmunitario y ayuda a prevenir los resfriados.

Remolacha. Ayuda a depurar el hígado. Tiene un perfil nutricional diverso y es rica en calcio, hierro y vitaminas A y C.

HIERBAS AROMÁTICAS

Albahaca. Tiene propiedades antiinflamatorias y promueve la salud hepática. También es rica en magnesio, que contribuye al flujo sanguíneo, y posee propiedades antibacterianas.

Camomila. Es relajante y tiene propiedades antiinflamatorias que pueden aliviar la piel irritada. Sus efectos calmantes también pueden ayudar a inducir un sueño reparador.

Hierba de limón. Es antibacteriana y muy eficaz a la hora de combatir el mal aliento, además de ayudar a prevenir las infecciones.

Melisa. Se la conoce sobre todo por sus propiedades calmantes y porque ayuda a reducir el estrés y la ansiedad. Es perfecta para inducir un sueño reparador.

Menta. Es una hierba relajante que facilita la digestión y ayuda a mantener unos niveles de colesterol saludables.

Romero. Es una hierba fragante y relajante que, además, es rica en hierro, calcio y vitamina B.

Rosa mosqueta. Es rica en vitamina C, por lo que es perfecta para prevenir resfriados y protegerse de los virus. Beber infusiones de rosa mosqueta también ayuda a nutrir la piel y a paliar los signos del envejecimiento.

Tomillo. Es otra hierba fantástica para promover una buena digestión. Sus aceites naturales también ayudan a aliviar la tos y el dolor de garganta.

ESPECIAS

Anís estrellado. Ayuda a aliviar las náuseas, mejora la digestión y alivia la tos y el dolor de garganta.

Canela. Reduce los niveles de glucosa en sangre y tiene muchas propiedades antivirales, antibacterianas y antifúngicas.

Cardamomo. Está repleto de antioxidantes, ayuda a reducir la tensión arterial y puede mejorar la salud digestiva, por lo que alivia la indigestión y las náuseas.

Cúrcuma. Tiene propiedades antibacterianas, antioxidantes y antiinflamatorias muy potentes y se usa desde la antigüedad para prevenir muchas enfermedades. Mejora la digestión y ayuda a mantener a raya a las bacterias y los virus.

Jengibre. Puede tratar todas las formas de náuseas y, por lo tanto, ayuda a prevenir las del embarazo o las producidas en los viajes. Refuerza el sistema digestivo y puede aliviar la acidez.

Vainilla. Ayuda a reducir niveles de colesterol poco saludables y contiene aceites esenciales que refuerzan el cabello y las uñas.

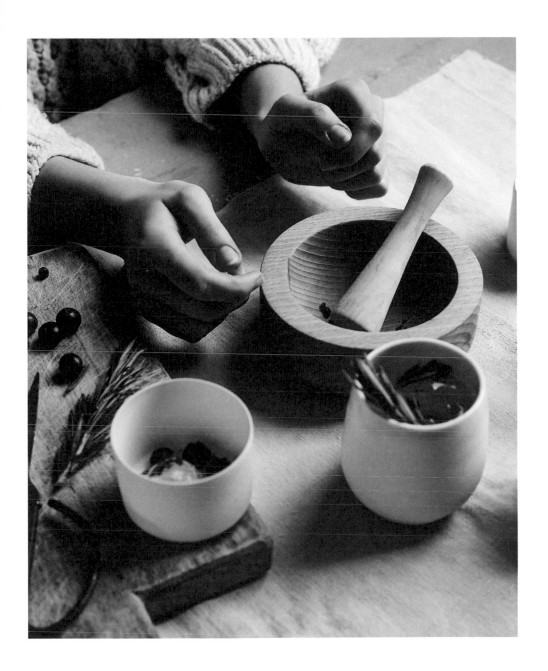

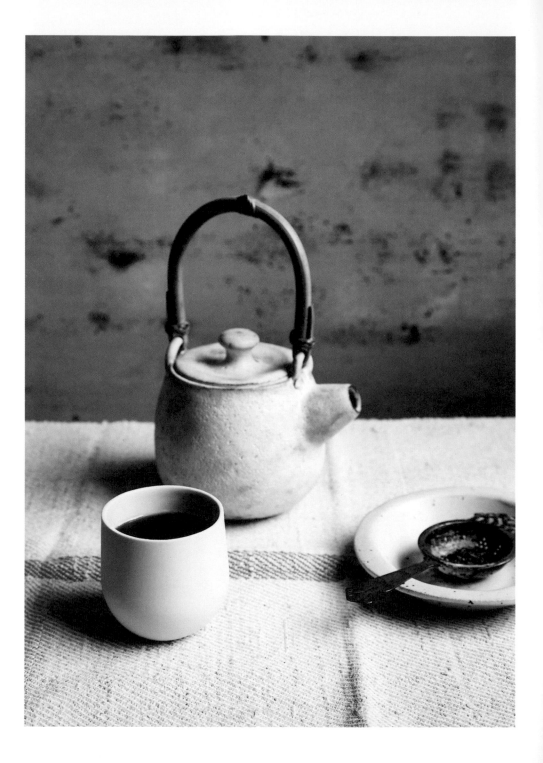

EN LA DESPENSA

Agua de rosas. Calma las afecciones digestivas, además de tener propiedades antiedad y de regeneración de la piel.

Miel. Es la reserva de energía de la naturaleza. Contiene compuestos antibacterianos y es el sustituto natural perfecto de tu edulcorante habitual. La miel barata de los supermercados acostumbra a estar cargada de azúcares añadidos, así que vale la pena gastarse un poco más en un producto de calidad. Si eres alérgico al polen, el consumo de miel de productores de proximidad puede ayudarte a reducir los síntomas. Además, es una manera perfecta de apoyar a los apicultores de la zona.

Vinagre de manzana. Este ingrediente ofrece múltiples beneficios para la salud. Ayuda a equilibrar los niveles de pH en el organismo, facilita la digestión, es útil para controlar la tensión arterial y hace que el cuerpo absorba más nutrientes de los alimentos. Asegúrate de comprar una marca que siga manteniendo la madre del vinagre, que es la que contiene todas las enzimas beneficiosas y las bacterias «buenas», o probióticos, del vinagre sin filtrar.

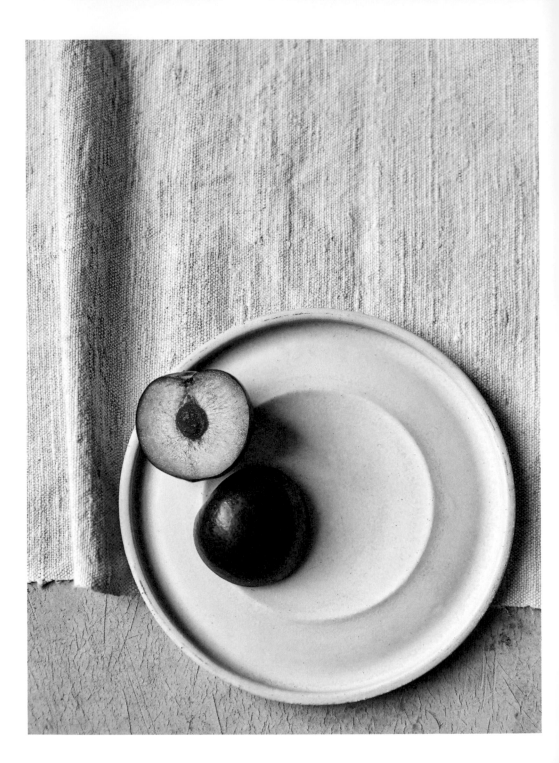

REGENERAR

Las recetas de este capítulo abundan en
ingredientes calmantes y regeneradores.
Desde el jengibre y el vinagre de manzana,
ambos conocidos por sus beneficios para la salud
intestinal, hasta las frutas suaves y los botánicos
calmantes, todos estos ingredientes añaden a ese
vaso de agua fría o caliente un extra que te dará
un buen impulso.

MORAS, NARANJA Y JENGIBRE

INGREDIENTES
10 moras
1 naranja
1 trozo de jengibre del
   tamaño de un pulgar
1,25 l de agua
hielo, opcional

PREPARACIÓN
En un cuenco pequeño, aplasta ligeramente las moras con el dorso de una cuchara y pásalas, junto al jugo que hayan soltado, a una jarra grande. Ralla fina la piel de la naranja, corta la naranja en rodajas y añádelo todo a la jarra. Trocea el jengibre en láminas finas y mételas también en la jarra. Llena la jarra con agua fría y déjala infusionar en el frigorífico durante un mínimo de dos horas antes de servirla. Si lo deseas, puedes servir la infusión con hielo, para que sea más refrescante.

CONSEJO
Cuando sea temporada, usa naranjas sanguinas y obtendrás una infusión aún más bonita.

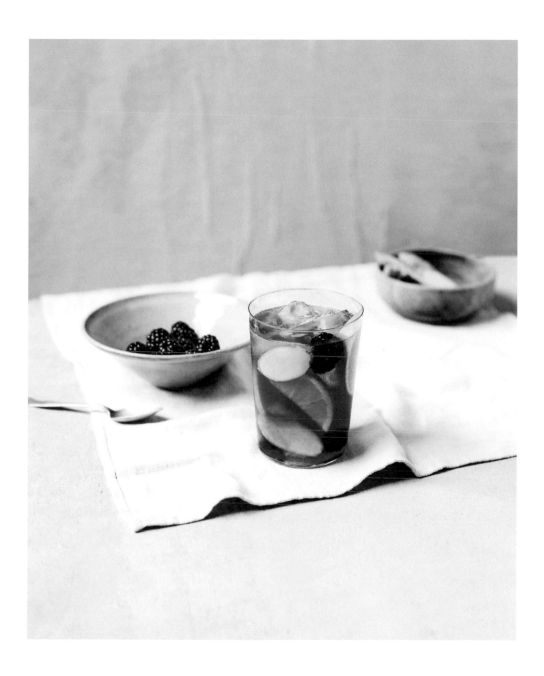

JENGIBRE Y MELÓN

INGREDIENTES
$\frac{1}{2}$ melón verde
2 trozos de jengibre del tamaño de un pulgar
1,25 l de agua con gas

PREPARACIÓN
Pela el melón, trocea la pulpa en dados grandes y pásalos a una jarra grande. Corta el jengibre en láminas finas, añádelas al melón y llena la jarra con el agua con gas. Déjala infusionar en el frigorífico durante un mínimo de dos horas antes de servirla.

CONSEJO
Para que el jengibre se mantenga fresco, congélalo ya laminado fino o en trozos del tamaño de un pulgar. Puedes usarlo directamente sin descongelar.

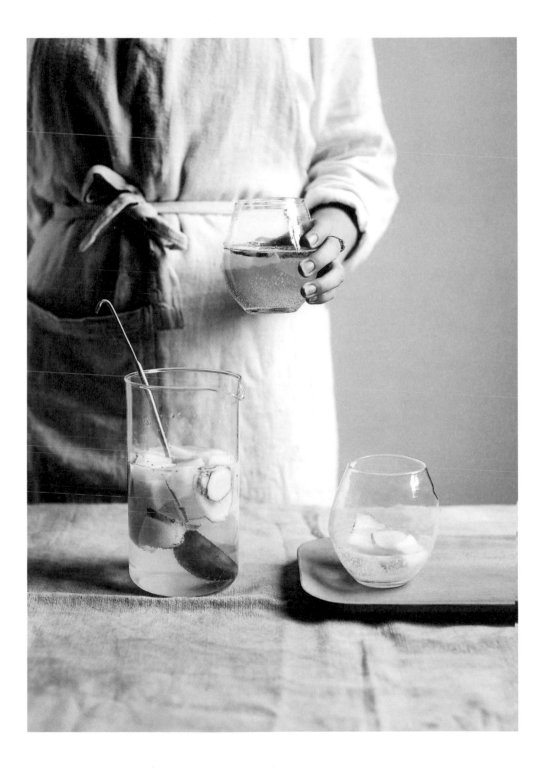

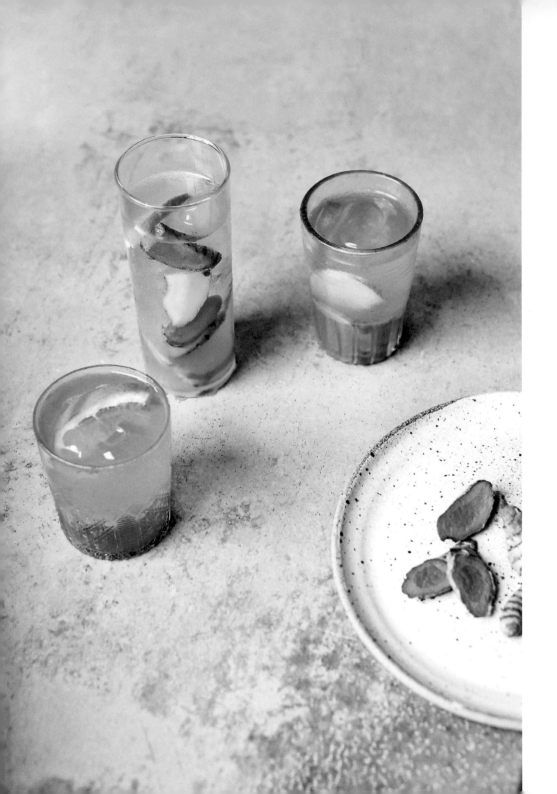

CÚRCUMA, JENGIBRE Y NARANJA

INGREDIENTES

1 trozo de jengibre del tamaño de un pulgar
3 trozos de cúrcuma fresca del tamaño de un pulgar
1 naranja
1,25 l de agua
hielo, opcional

PREPARACIÓN

Corta el jengibre y la cúrcuma en láminas finas y pásalas a una jarra grande. Trocea la naranja en rodajas finas y mételas también en la jarra. Llénala con agua fría y déjala infusionar en el frigorífico durante un mínimo de dos horas antes de servirla. Es extraordinariamente refrescante, sobre todo si la sirves con hielo. ¡Es una manera perfecta de empezar el día!

CONSEJO

La cúrcuma fresca ya se vende en algunos supermercados, por lo que no debería resultarte demasiado difícil adquirirla. Si tu supermercado local no la vende, prueba en una tienda de alimentación saludable o en un supermercado asiático.

También puedes sustituirla por 1 cucharadita de cúrcuma molida. Disuélvela en un poco de agua de modo que forme una pasta antes de añadirla al resto del agua.

Cuando uses cúrcuma, ya sea fresca o molida, ten mucho cuidado: ¡mancha con facilidad las manos, la ropa y las superficies de trabajo!

VINAGRE DE MANZANA Y CANELA

CALIENTE

INGREDIENTES

2 ramas de canela, y más
para servir si se desea
1 cucharada de vinagre
de manzana
500 ml de agua hirviendo

PREPARACIÓN

Maja ligeramente las ramas de canela en un mortero para que liberen su fragancia. Mete la canela y el vinagre de manzana en una tetera pequeña y llénala con agua hirviendo. Déjala infusionar entre cinco y diez minutos antes de servirla. Aspira su embriagador aroma para un efecto verdaderamente regenerador.

CONSEJO

Compra vinagre de manzana que aún conserve la madre, que contiene las enzimas y los probióticos beneficiosos del vinagre sin filtrar. Es una bebida fantástica para facilitar la digestión.

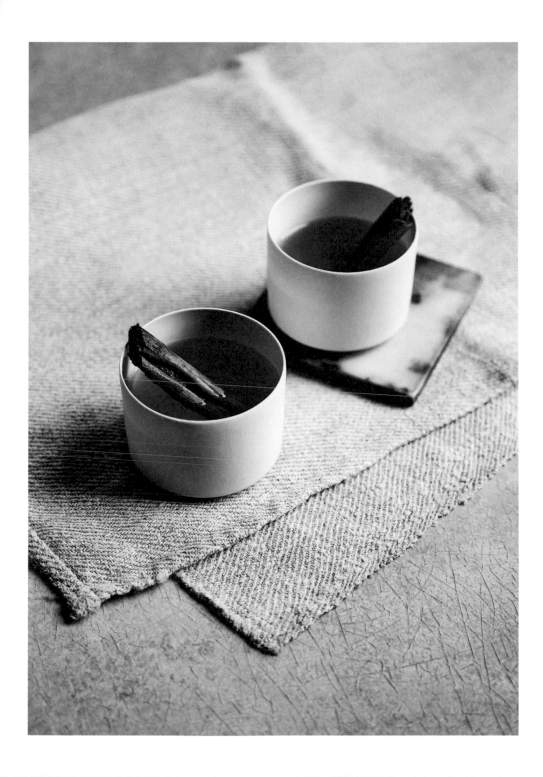

ARÁNDANOS, ROMERO Y ENEBRO

INGREDIENTES

4 bayas de enebro
15 arándanos
4 ramitas de romero, y un poco más para servir si se desea
1,25 l de agua
hielo, opcional

PREPARACIÓN

Maja las bayas de enebro en un mortero para que liberen su fragancia. Añade los arándanos y májalos ligeramente también. Vierte la mezcla en una jarra grande, añade el romero y luego llénala con agua fría. Déjala infusionar en el frigorífico durante un mínimo de dos horas antes de servirla. Si lo deseas, puedes adornar los vasos con unos cuantos arándanos y una ramita de romero.

CONSEJO

Las bayas de enebro son uno de los aromáticos habituales de la ginebra pero, como tienen propiedades antisépticas, también son un ingrediente ideal para una infusión que nos ayude a combatir un resfriado.

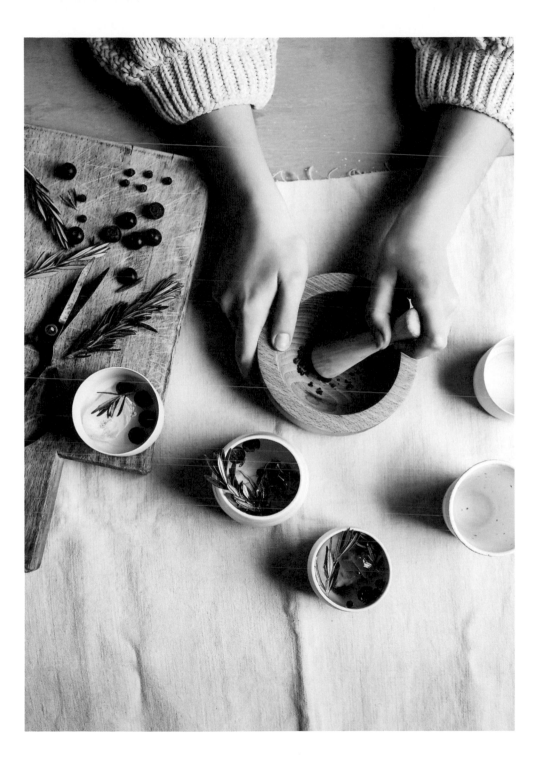

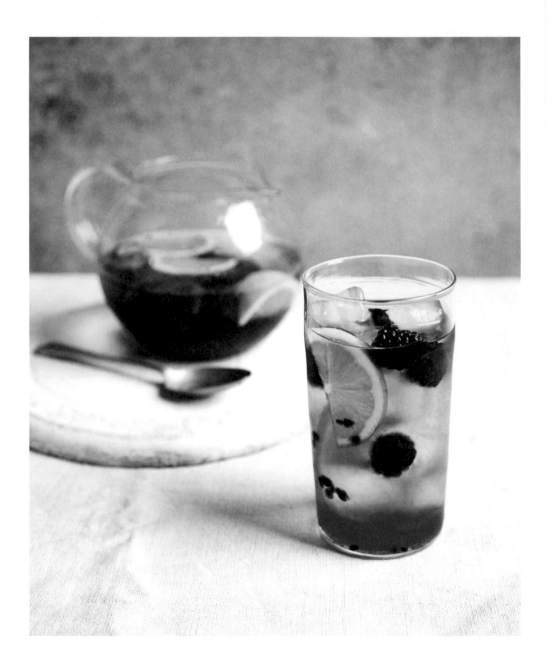

MORAS
Y LIMÓN

INGREDIENTES

10 moras
2 limones
1,25 l de agua
hielo, opcional

PREPARACIÓN

En un cuenco pequeño, aplasta ligeramente las moras con el dorso de una cuchara y pásalas a una jarra, junto con el jugo que hayan podido soltar. Corta uno de los limones en rodajas finas y mételas en la jarra, con las moras. Exprime el jugo del otro limón en la jarra y añade el agua fría. Déjala infusionar en el frigorífico durante un mínimo de dos horas antes de servirla.

CONSEJO

Si te gustan las bebidas ácidas, ralla la piel del limón antes de cortarlo en rodajas y añade la ralladura a la jarra.

SANDÍA
Y MENTA

INGREDIENTES
150 g de sandía troceada,
    sin la corteza
6 ramitas de menta
1,25 l de agua
hielo, opcional

PREPARACIÓN
Introduce la sandía en una jarra grande. Estruja ligeramente las ramitas de menta con las manos, para que liberen su fragancia, y añádelas a la sandía. Llena la jarra con agua fría y déjala infusionar en el frigorífico durante un mínimo de dos horas antes de servirla. Es la manera perfecta de saciar la sed en los días calurosos.

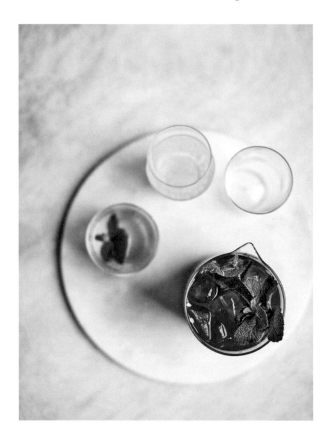

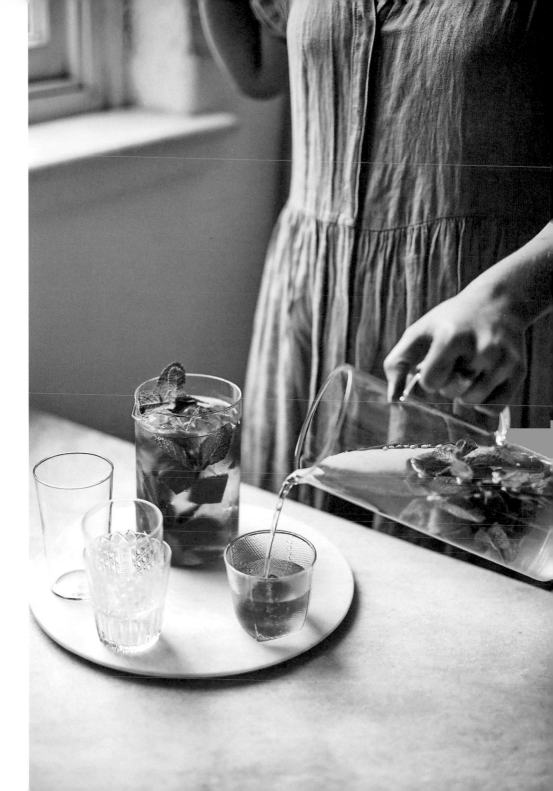

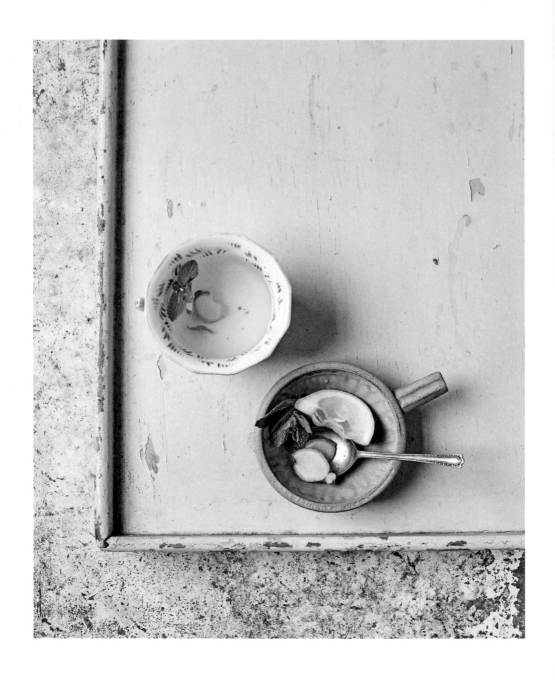

MENTA, LIMÓN Y JENGIBRE

CALIENTE

INGREDIENTES

1 trozo de jengibre del tamaño de un pulgar

1 limón

5 ramitas de menta, y un poco más para servir si se desea

500 ml de agua hirviendo

PREPARACIÓN

Corta el jengibre en láminas finas, májalo ligeramente en un mortero y pásalo a una tetera pequeña. Corta en rodajas finas también el limón y añádelas a la tetera. Estruja ligeramente las ramitas de menta con las manos para liberar su fragancia y súmalas a los otros ingredientes. Llena la tetera con el agua hirviendo y déjala infusionar entre cinco y diez minutos. Si lo deseas, puedes adornar las tazas con una ramita de menta fresca.

CONSEJO

Trocea y congela las hierbas frescas que te sobren. El color perderá intensidad, pero seguirán siendo ideales para añadir sabor a las infusiones.

FRESAS
Y TOMILLO

INGREDIENTES

10 fresas
5 ramitas de tomillo, y un
  poco más para servir si
  se desea
1,25 l de agua

PREPARACIÓN

Corta el pedúnculo de las fresas y mételas en una jarra grande. Estruja ligeramente con las manos las ramitas de tomillo, para que liberen la fragancia y los aceites, y añádelas a la jarra de las fresas. Llena esta con agua fría y déjala infusionar en el frigorífico durante un mínimo de dos horas antes de servirla. Si lo deseas, puedes adornar los vasos con una ramita de tomillo.

CONSEJO

Hay muchas variedades de tomillo. Para variar, prueba a preparar la infusión con tomillo limonero.

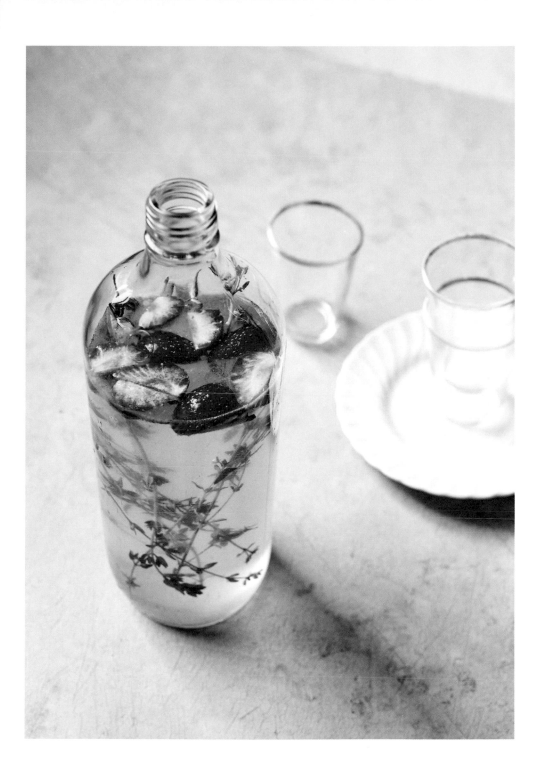

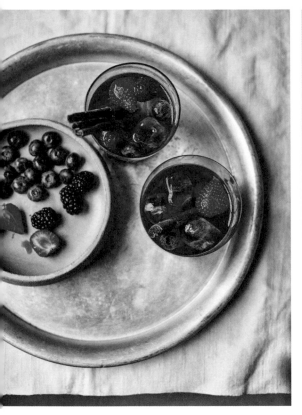
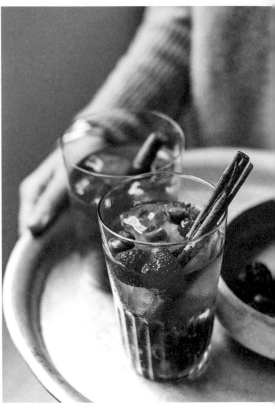

FRUTOS DEL BOSQUE Y CANELA

INGREDIENTES

10 arándanos
10 frambuesas
4 fresas
2 ramas de canela, y más
  para servir si se desea
1,25 l de agua
hielo, opcional

PREPARACIÓN

En un cuenco pequeño, aplasta suavemente los arándanos y las frambuesas con el dorso de una cuchara y pásalos a una jarra grande, junto al jugo que hayan podido soltar. Corta el pedúnculo de las fresas, córtalas por la mitad y añádelas a la jarra. Maja ligeramente las ramas de canela en un mortero, para que empiecen a liberar su fragancia, y mételas en la jarra con las bayas. Llena esta con agua fría y déjala infusionar en el frigorífico durante un mínimo de dos horas antes de servirla. Si lo deseas puedes adornar los vasos con unas cuantas bayas y una rama de canela.

CONSEJO

Fuera de temporada, puedes comprar las bayas congeladas. La mayoría de supermercados venden bolsas variadas que, además, salen muy bien de precio.

NUEZ MOSCADA Y JENGIBRE

CALIENTE

INGREDIENTES

2 trozos de jengibre del tamaño de un pulgar

$\frac{1}{4}$ de una nuez moscada entera

500 ml de agua hirviendo

PREPARACIÓN

Corta el jengibre en láminas finas y májalo ligeramente en un mortero. Pásalo a una tetera pequeña y ralla la nuez moscada sobre el jengibre. Llena la tetera con el agua hirviendo y déjala infusionar entre cinco y diez minutos antes de servirla.

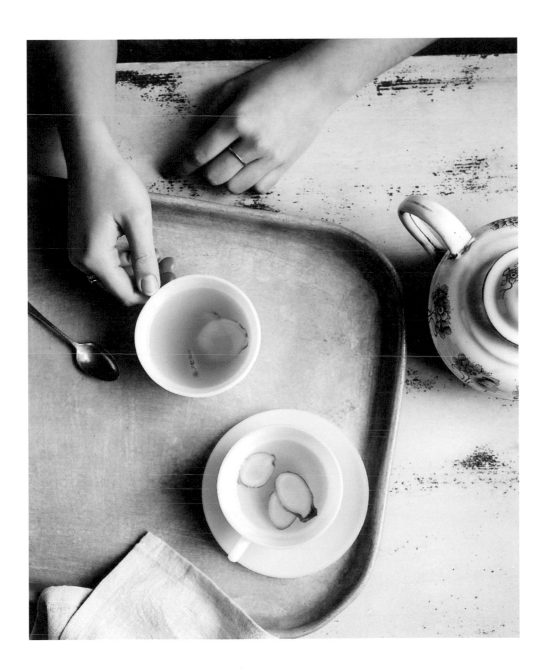

MORAS, CLEMENTINAS Y CLAVOS DE OLOR

CALIENTE

INGREDIENTES

8 moras
4 clavos de olor
2 clementinas
500 ml de agua

PREPARACIÓN

En un cuenco pequeño, aplasta las moras con el dorso de una cuchara. Pasa las moras aplastadas, junto al jugo que hayan podido soltar, a un cazo pequeño y añade los clavos de olor. Corta en rodajas finas una de las clementinas y añádelas al cazo. Corta por la mitad la otra clementina, exprime el jugo sobre el cazo y añade el agua. Hiérvela a fuego lento entre cinco y diez minutos y sírvela con cuidado en tazas.

También puedes colocar los ingredientes ya preparados en una tetera pequeña, añadir 500 ml de agua hirviendo y dejarla infusionar entre cinco y diez minutos.

CONSEJO

Esta infusión es perfecta para los meses de invierno, cuando es temporada de clementinas. Disfrútala junto a un pastelito de frutas templado para recuperar la cordura después de un largo día dedicado a las compras de Navidad.

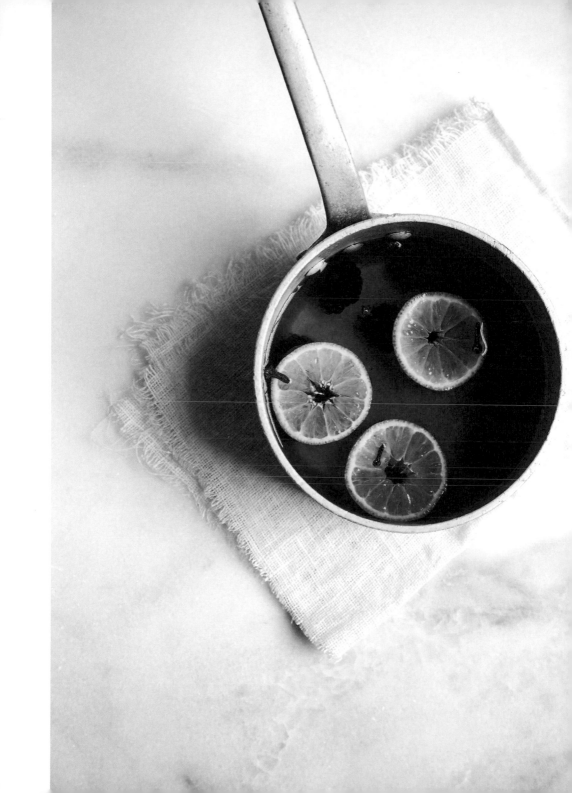

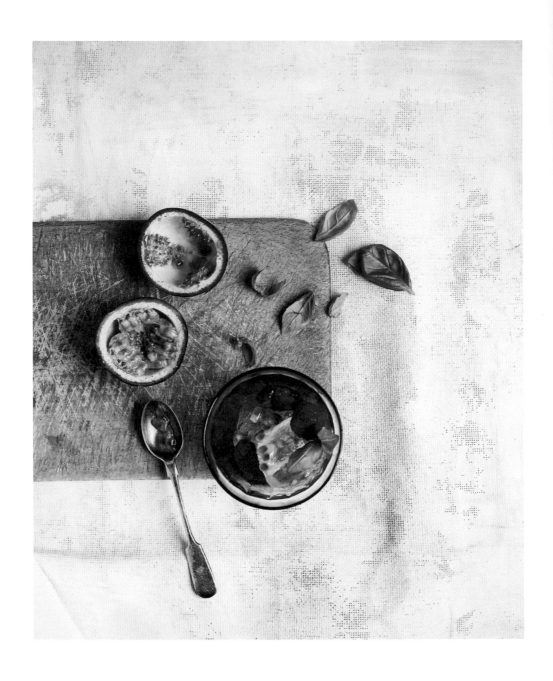

FRAMBUESAS, FRUTA DE LA PASIÓN Y ALBAHACA

INGREDIENTES

15 frambuesas
1 fruta de la pasión
5 ramitas de albahaca,
   y un poco más para
   servir si se desea
1,25 l de agua
hielo, opcional

PREPARACIÓN

En un cuenco pequeño, aplasta suavemente las frambuesas con el dorso de una cuchara y pásalas a una jarra grande, junto al jugo que hayan podido soltar. Corta la fruta de la pasión por la mitad, extrae la pulpa y las semillas y mételas en la jarra. Añade la albahaca y el agua fría y déjala infusionar en el frigorífico durante un mínimo de dos horas antes de servirla. Si lo deseas, puedes adornar los vasos con una ramita de albahaca fresca.

CIRUELAS Y JENGIBRE

CALIENTE

INGREDIENTES

1 trozo de jengibre del tamaño de un pulgar
2 ciruelas
500 ml de agua

PREPARACIÓN

Corta el jengibre en láminas finas y májalo ligeramente en un mortero. Pásalo a un cazo pequeño, corta las ciruelas por la mitad, retira el hueso, trocea cada mitad en láminas finas y añádelas al cazo. Agrega el agua y déjala hervir a fuego lento entre cinco y diez minutos antes de servirla.

También puedes introducir las láminas de jengibre y de ciruela en una tetera pequeña, añadir 500 ml de agua hirviendo y dejarla infusionar entre cinco y diez minutos. Es una bebida revitalizante, ideal para los largos días de otoño.

CONSEJO

Usa distintas variedades de ciruela para obtener un contraste maravilloso de colores y de sabores dulces y ácidos.

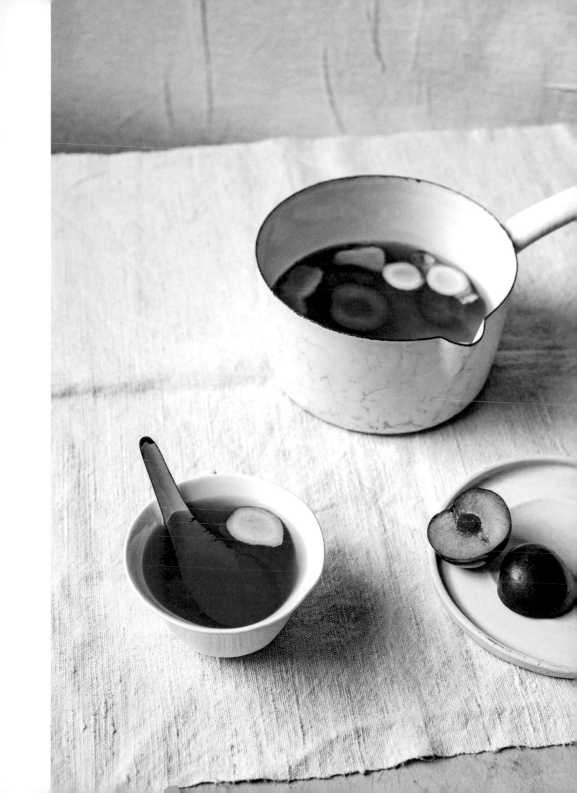

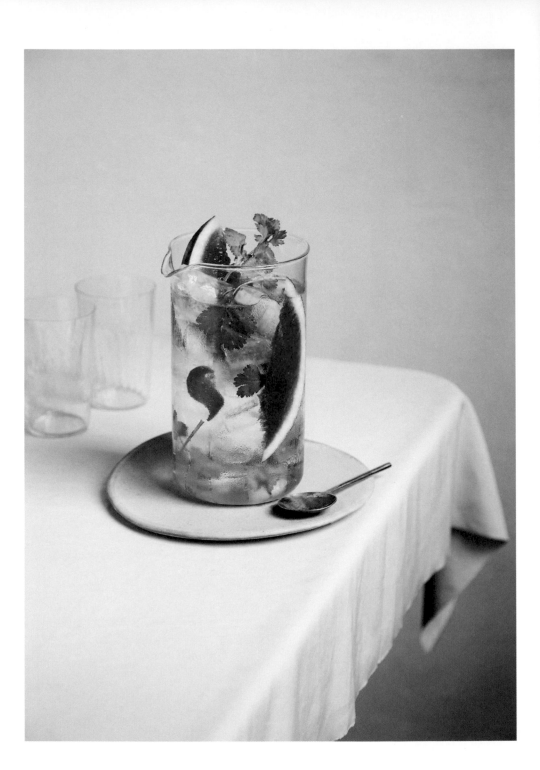

SANDÍA
Y CILANTRO

INGREDIENTES
$\frac{1}{2}$ sandía pequeña
10 ramitas de cilantro,
   y un poco más para
   servir si se desea
1 naranja
1,25 l de agua
hielo, opcional

PREPARACIÓN
Sin pelar la sandía, córtala a lo largo por la mitad en dos trozos grandes. Mételos en una jarra grande y añade el cilantro. Ralla gruesa la piel de la naranja con un cuchillo de mondar y añade la ralladura a la jarra. Llénala con agua fría y déjala infusionar en el frigorífico durante un mínimo de dos horas antes de servirla. Si lo deseas, puedes adornar los vasos con una ramita de cilantro.

CONSEJO
Para asegurarte de que la sandía esté madura, golpéala con los nudillos. Si suena hueca, está lista para formar parte de tus infusiones.

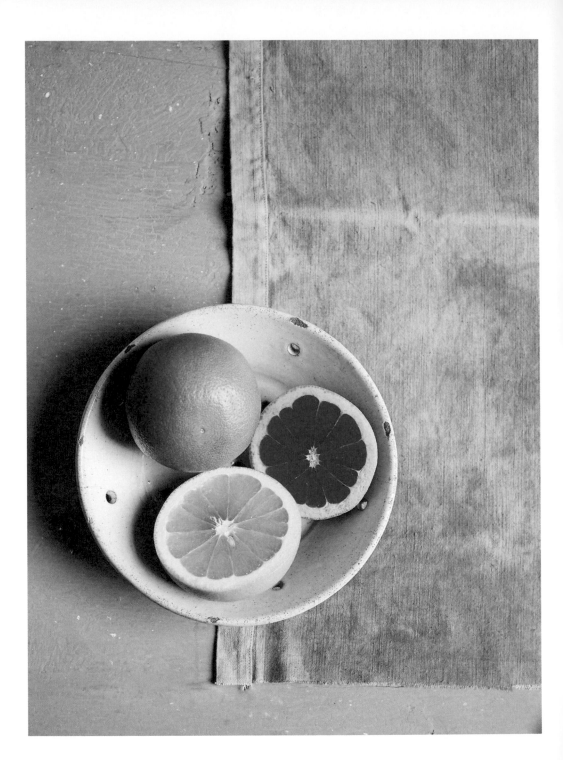

REVITALIZAR

Asegúrate que empiezas la jornada de la mejor manera posible con estas recetas revitalizantes. Son bebidas que combinan la acidez de los cítricos y de las frutas tropicales con el aroma de las hierbas y de los botánicos. Te ayudarán a sentirte bien y a pensar con claridad.

TRÍO DE CÍTRICOS

INGREDIENTES

2 naranjas
1 pomelo rosa
1 limón
1,25 l de agua

PREPARACIÓN

Exprime una naranja y medio pomelo sobre una jarra grande. Corta en rodajas finas la otra naranja, la mitad restante de pomelo y el limón y añádelo todo a la jarra. Llénala con agua fría y déjala infusionar en el frigorífico durante un mínimo de dos horas antes de servirla.

CONSEJO

Experimenta con los cítricos y prueba distintas variedades. La lima potenciará la acidez y las naranjas sanguinas aportarán a la infusión un color más llamativo.

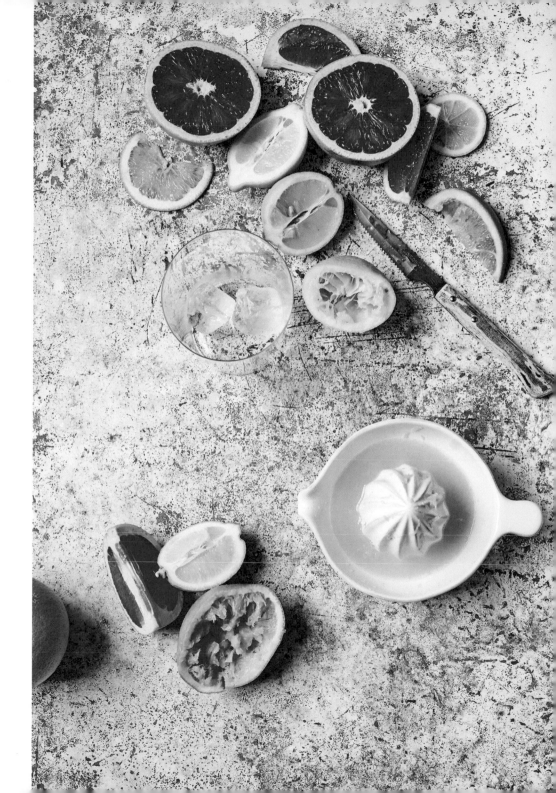

MANZANA
Y MENTA

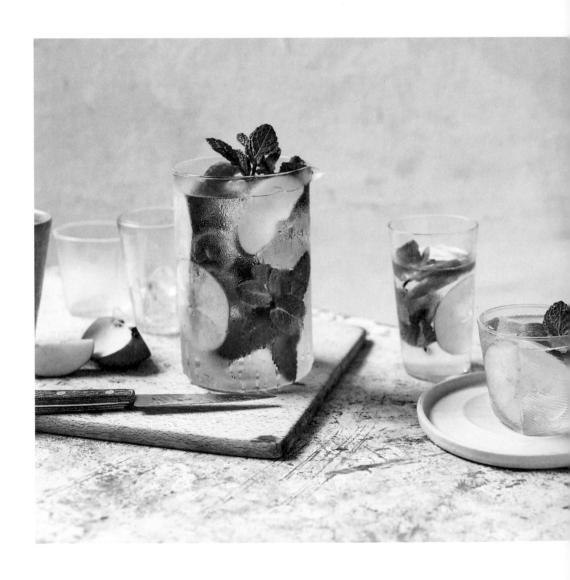

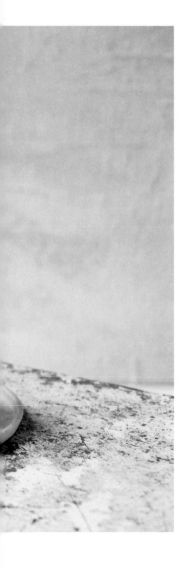

INGREDIENTES
2 manzanas
10 ramitas de menta, y un poco más para servir
  si se desea
1,25 l de agua
hielo, opcional

PREPARACIÓN
Sin pelar las manzanas, córtalas en cuñas y depósitalas
en una jarra grande. Estruja ligeramente las ramitas
de menta con las manos, para que liberen su fragancia,
y añádelas a la jarra. Llena esta con agua fría y déjala
infusionar en el frigorífico durante un mínimo de dos
horas antes de servirla. Si lo deseas, puedes adornar los
vasos con una ramita de menta fresca.

CONSEJO
*Las manzanas crujientes
son las ideales para esta
infusión. Prueba las
Granny Smith para una
bebida ácida y refrescante
o las Gala si prefieres
algo más dulce.*

MANGO Y
FRUTA DE LA PASIÓN

CALIENTE

INGREDIENTES
$\frac{1}{2}$ fruta de la pasión
$\frac{1}{2}$ mango
500 ml de agua hirviendo

PREPARACIÓN
Corta la fruta de la pasión por la mitad, extrae la pulpa y las semillas de una mitad e introdúcelas en una tetera pequeña. Lamina la mitad de mango y añádelo a la tetera. Llena esta con el agua hirviendo y déjala infusionar entre cinco y diez minutos antes de servirla.

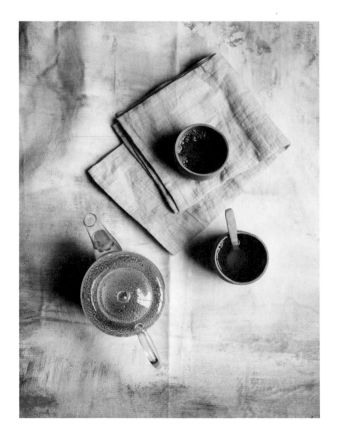

CONSEJO
Pela y lamina la otra mitad del mango y sírvelo con un chorro de lima y un poco de sal a la guindilla. Es el acompañamiento ideal para esta infusión.

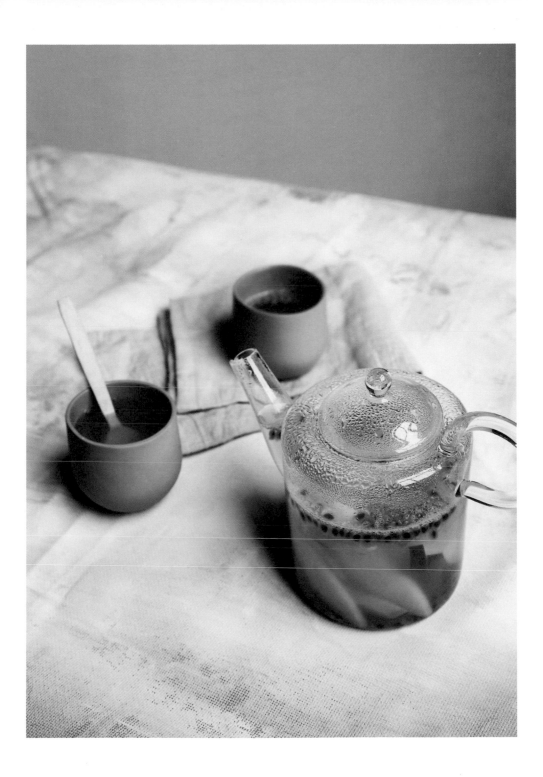

CEREZAS Y MENTA

INGREDIENTES

10 cerezas
10 ramitas de menta,
  y un poco más para
  servir si se desea
1,25 l de agua
hielo, opcional

PREPARACIÓN

Corta las cerezas por la mitad, retira los huesos y pasa la pulpa a una jarra grande. Estruja ligeramente las ramitas de menta con las manos, para que liberen su fragancia, y añádelas a las cerezas. Llena la jarra con agua fría y déjala infusionar en el frigorífico durante un mínimo de dos horas antes de servirla. Si lo deseas, puedes adornar los vasos con una ramita de menta.

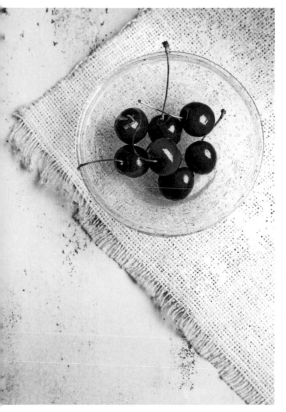

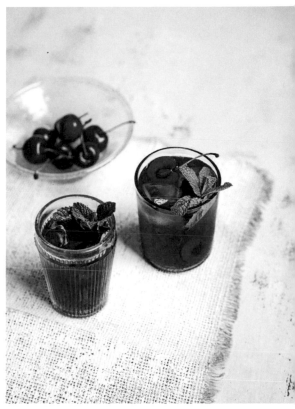

GRANADA Y JENGIBRE

INGREDIENTES

1 granada
2 trozos de jengibre del
  tamaño de un pulgar
1,25 l de agua
hielo, opcional

PREPARACIÓN

Haz rodar suavemente la granada sobre una superficie dura, para que los granos se suelten. Córtala por la mitad, sostén una mitad sobre un cuenco con la parte cortada hacia abajo y golpea la piel con un rodillo o una cuchara de madera, para que los granos caigan. Luego tendrás que rasgar la piel de la granada para sacar los granos que queden. Repite el procedimiento con la otra mitad.

Maja ligeramente los granos de granada en un mortero y pásalos a una jarra grande junto al jugo que hayan soltado. Corta el jengibre en láminas finas y añádelas a la granada. Llena la jarra con agua fría y déjala infusionar en el frigorífico durante un mínimo de dos horas antes de servirla.

CONSEJO

Cuando compres granadas, elige las que tengan la piel sin marcas y lisa y sopésalas con la mano. Cuanto más pesen, más jugosas serán.

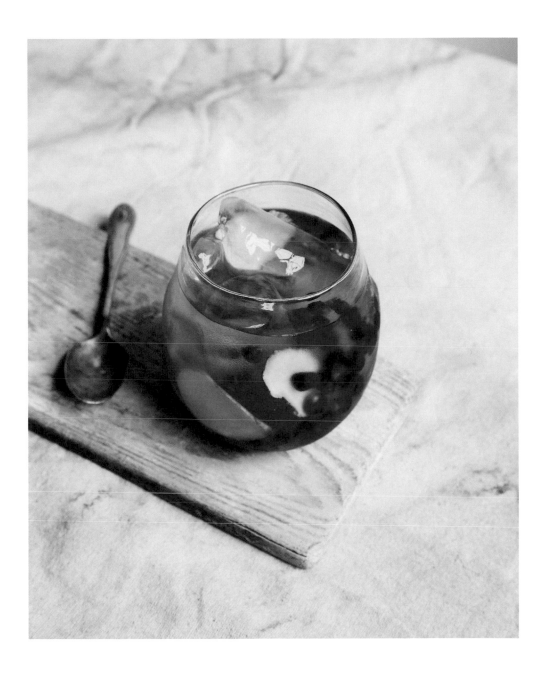

POMELO ROSA
Y ROMERO

INGREDIENTES
1 pomelo rosa
6 ramitas de romero,
   y un poco más para
   servir si se desea
1,25 l de agua
hielo, opcional

PREPARACIÓN
Ralla finamente la piel del pomelo y pasa la ralladura
y las ramitas de romero a una jarra grande. Corta el
pomelo en cuñas y añádelas a la jarra. Llena esta con
agua fría y déjala infusionar en el frigorífico durante
un mínimo de dos horas antes de servirla. Si lo deseas,
adorna los vasos con una ramita de romero.

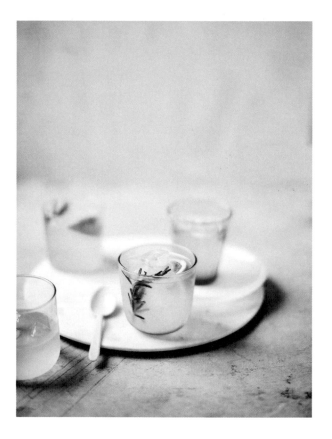

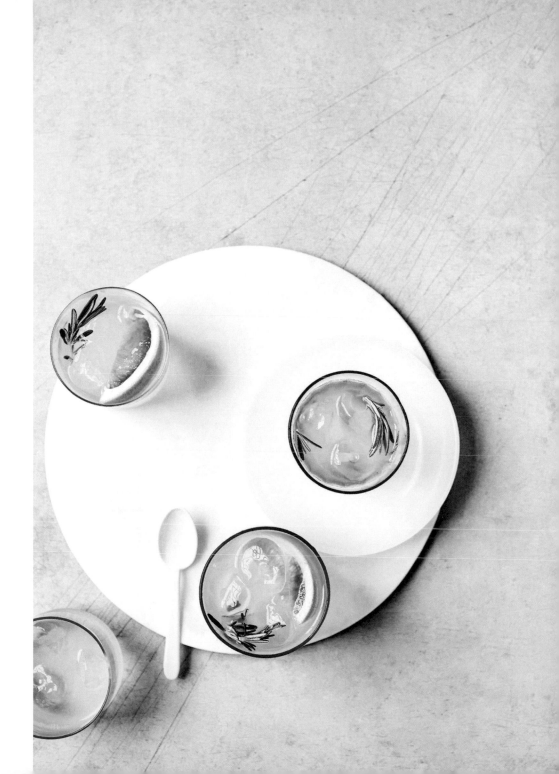

REMOLACHA, LIMÓN Y MENTA

INGREDIENTES

1 remolacha cruda
1 limón
3 ramitas de menta,
  y un poco más para
  servir si se desea
1,25 l de agua

PREPARACIÓN

Corta la remolacha en láminas finas y deposítalas en una jarra grande. Corta el limón en rodajas y súmalo a la remolacha. Estruja ligeramente las ramitas de menta con las manos, para que liberen la fragancia, y mételas en la jarra. Añade el agua fría y déjala infusionar en el frigorífico durante un mínimo de dos horas antes de servirla. Si lo deseas, adorna los vasos con una ramita de menta.

CONSEJO

Intenta aprovechar la remolacha sobrante encurtiéndola rápidamente. Calienta 4 cucharadas de vinagre de vino blanco con 2 cucharadas de azúcar glas y una pizca de sal en un cazo pequeño y a fuego lento hasta que el azúcar se haya disuelto. Pela una remolacha mediana y córtala en palitos, añádela a la mezcla de vinagre, azúcar y sal, remuévela bien y deja que se enfríe antes de servirla. Es fantástica en ensaladas.

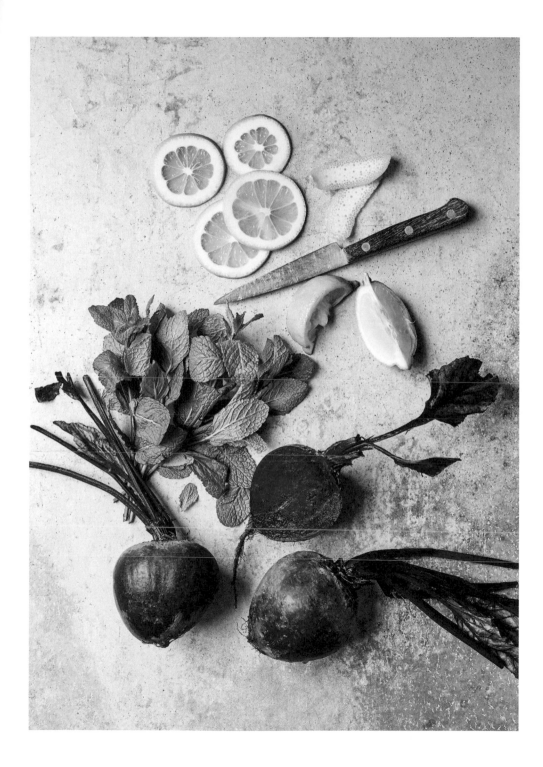

FRESAS, MENTA Y PEPINO

INGREDIENTES
10 fresas
½ pepino
6 ramitas de menta
1,25 l de agua

PREPARACIÓN
Corta el pedúnculo de las fresas, pártelas por la mitad y deposítalas en una jarra grande. Con un pelador, lamina el pepino longitudinalmente, de modo que quede en forma de cintas, e introdúcelas en la jarra, junto a las fresas. Estruja ligeramente las ramitas de menta con las manos, para que liberen la fragancia, y añádelas a la mezcla. Llena la jarra con agua fría y déjala infusionar en el frigorífico durante un mínimo de dos horas antes de servirla.

CONSEJO
Experimenta con menta seca si no puedes conseguirla fresca.

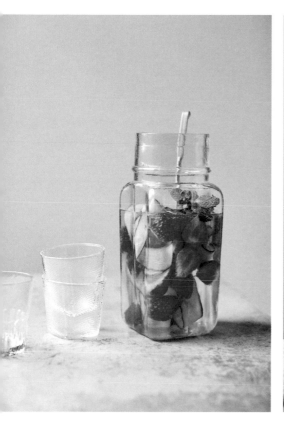

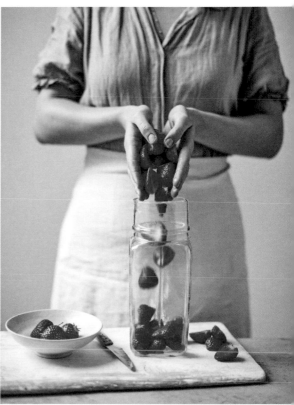

FRUTA DE LA PASIÓN Y LIMA

INGREDIENTES

2 frutas de la pasión
1 lima
1,25 l de agua
hielo, opcional

PREPARACIÓN

Corta por la mitad las dos frutas de la pasión, extrae la pulpa y las semillas y pásalas a una jarra grande. Exprime una mitad de la lima sobre la fruta de la pasión, corta en rodajas finas la otra mitad y añádelas a la jarra. Llena esta con agua fría y déjala infusionar en el frigorífico durante un mínimo de dos horas antes de servirla.

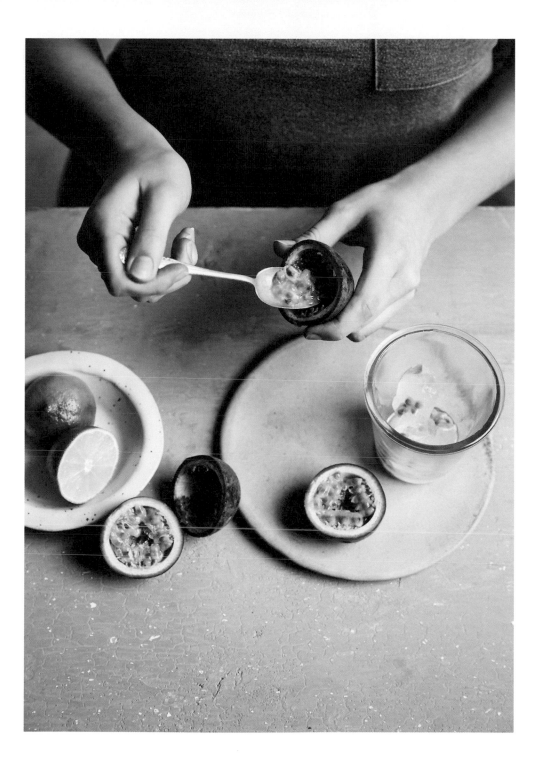

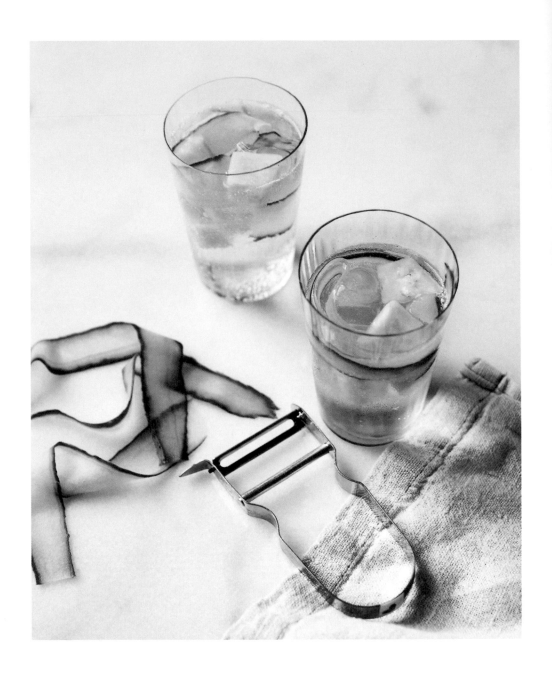

PIÑA
Y PEPINO

INGREDIENTES

$\frac{1}{2}$ piña
$\frac{1}{2}$ pepino
1,25 l de agua con gas
hielo, opcional

PREPARACIÓN

Pela la piña y trocéala en dados pequeños. Mételos en una jarra grande y, con un pelador, lamina el pepino longitudinalmente en cintas y añádelas a la piña. Llena la jarra con el agua con gas y déjala infusionar en el frigorífico durante un mínimo de dos horas antes de servirla. Sírvela con una cinta de pepino y unos trozos de piña en cada vaso.

FRESAS, ALBAHACA Y LIMÓN

INGREDIENTES

1 limón
10 fresas
5 hojas de albahaca grandes, y un poco más para servir
   si se desea
1,25 l de agua
hielo, opcional

PREPARACIÓN

Ralla la piel del limón y pásala a una jarra grande.
Corta el limón por la mitad, exprime una mitad en
la jarra y corta la otra en rodajas finas, que también
añadirás a la jarra. Parte las fresas por la mitad y
añádelas al limón junto a la albahaca. Llena la jarra con
el agua fría y déjala infusionar en el frigorífico durante
un mínimo de dos horas antes de servirla. Si lo deseas,
adorna los vasos con una ramita de albahaca.

CONSEJO

*Sustituye la albahaca
por albahaca
tailandesa y obtendrás
una infusión con
reminiscencias asiáticas.*

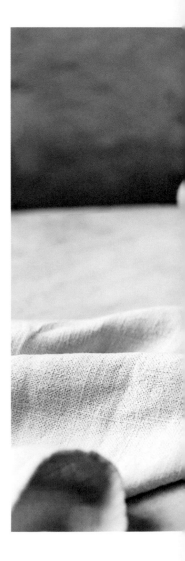

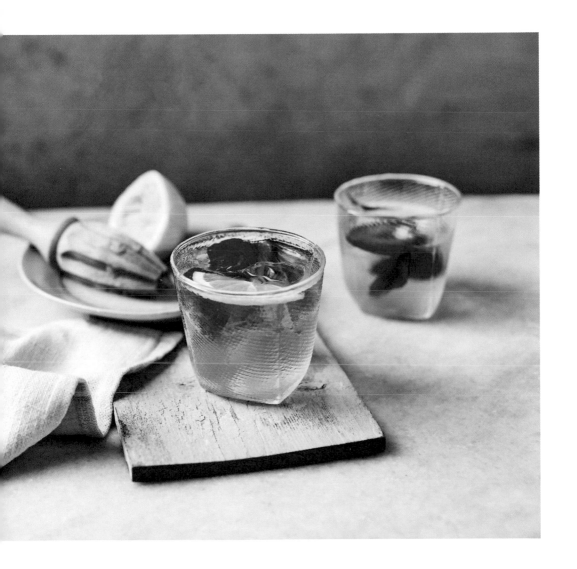

ANÍS ESTRELLADO Y PIMIENTA NEGRA

`CALIENTE`

INGREDIENTES

1 cucharada de pimienta
negra en grano
4 anises estrellados
1 cucharada de miel
líquida
500 ml de agua hirviendo

PREPARACIÓN

Maja ligeramente los granos de pimienta en un
mortero y mételos en una tetera pequeña. Añade el
anís estrellado y llena la tetera con el agua hirviendo.
Incorpora la miel y remueve bien el contenido de la
tetera. Déjala infusionar entre cinco y diez minutos,
prueba la infusión y añade más pimienta negra o más
miel si es necesario.

CONSEJO

*Esta infusión especiada
es ideal para combatir
resfriados y dolores de
garganta.*

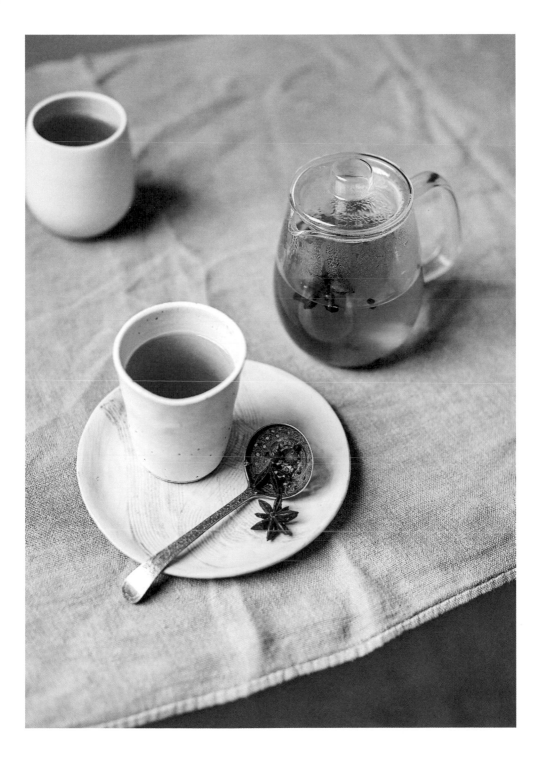

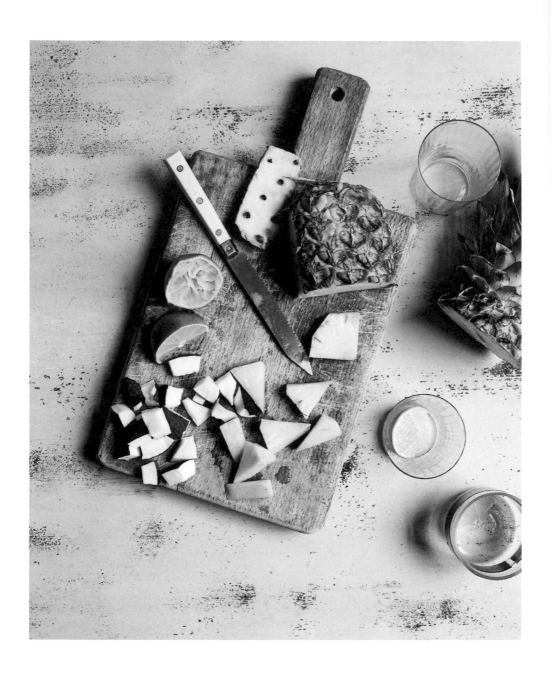

PIÑA
Y COCO

INGREDIENTES

$\frac{1}{2}$ piña
1 puñado de coco fresco
   troceado o de coco seco
1 lima
1,25 l de agua

PREPARACIÓN

Pela la piña y trocea la pulpa en dados pequeños. Coloca la piña y el coco en una jarra grande y añade el jugo de media lima. Llena la jarra con el agua fría y déjala infusionar en el frigorífico durante un mínimo de dos horas antes de servirla. Para adornar, corta en cuñas la otra mitad de la lima y pon una en cada vaso.

GRANADA Y KIWI

INGREDIENTES
1 granada
1 kiwi
1,25 l de agua
hielo, opcional

PREPARACIÓN
Haz rodar suavemente la granada sobre una superficie dura, para que los granos se suelten. Córtala por la mitad, sostén una mitad sobre un cuenco con la parte cortada hacia abajo y golpea la piel con un rodillo o una cuchara de madera, para que los granos caigan. Luego tendrás que rasgar la piel de la granada para sacar los granos que queden. Repite el procedimiento con la otra mitad.

Maja ligeramente los granos de granada en un mortero y pásalos a una jarra grande junto al jugo que hayan soltado. Corta el kiwi en láminas finas y añádelas a los granos. Llena la jarra con el agua fría y déjala infusionar en el frigorífico durante un mínimo de dos horas antes de servirla.

CONSEJO
Tanto los granos de granada como los kiwis son fuentes excelentes de fibra dietética, por lo que comer la fruta que haya sobrado después de haberte tomado la infusión es ideal para mantener una buena salud intestinal. Asegúrate de que usas los granos de granada enteros y no solo el jugo, porque es ahí donde está toda la fibra.

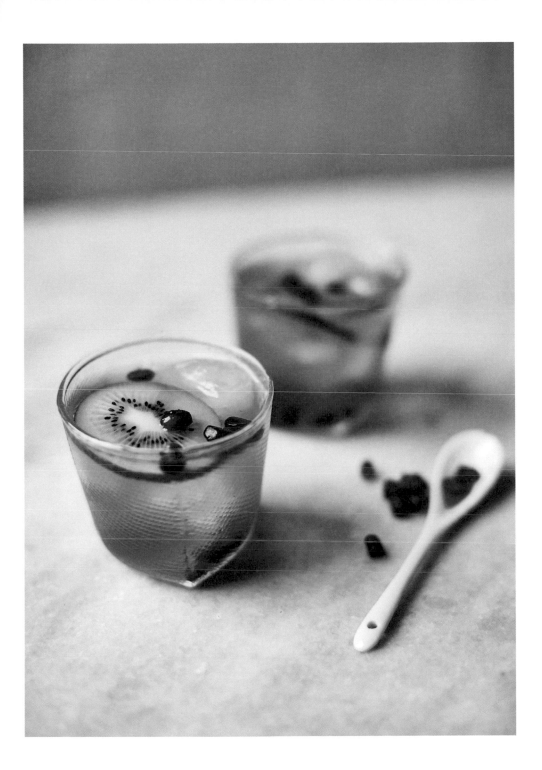

POMELO
Y FRAMBUESA

INGREDIENTES
15 frambuesas
1 pomelo
6 ramitas de cilantro
1,25 l de agua

PREPARACIÓN
Mete las frambuesas en una jarra grande. Corta el
pomelo por la mitad, exprime una mitad en la jarra y
corta la otra en rodajas finas, que también meterás a la
jarra. Añade las ramitas de cilantro, llena la jarra con
agua fría y déjala infusionar en el frigorífico durante un
mínimo de dos horas antes de servirla.

CONSEJO
Si puedes conseguir uno, prueba a sustituir el
pomelo por un pomelo chino o limonzón. Es un
cítrico del sureste asiático muy parecido al pomelo,
pero sin la acidez de este. Tiene mucho mesocarpio,
que hay que retirar con la piel, pero una vez que lo
hayas quitado podrás tratarlo como a cualquier
otro cítrico. Exprímelo y usa el jugo o córtalo en
rodajas o segmentos.

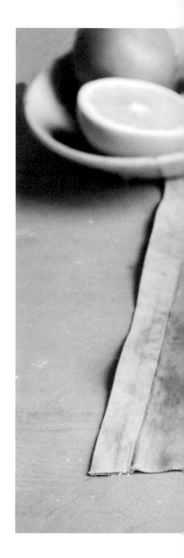

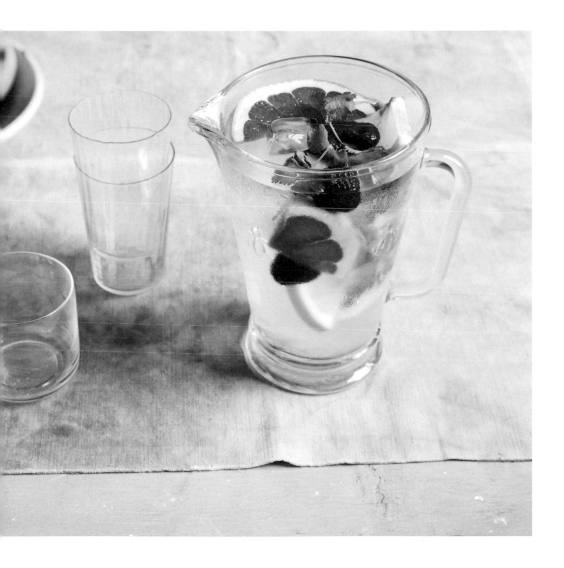

ALBAHACA, PERA Y PIMIENTA NEGRA

INGREDIENTES

1 cucharada de pimienta negra en grano, y un poco más para servir
2 peras
5 ramitas de albahaca
1,25 l de agua
hielo, opcional

PREPARACIÓN

Maja ligeramente los granos de pimienta en un mortero y pásalos a una jarra grande. Sin pelarlas, retira el corazón de las peras, córtalas en láminas finas y añádelas a la jarra. Incorpora las ramitas de albahaca, llena la jarra con agua fría y déjala infusionar en el frigorífico durante un mínimo de dos horas. Prueba la infusión antes de servirla y añade unos cuantos granos de pimienta más a cada vaso, si es necesario.

CONSEJO

En esta infusión merece mucho la pena majar granos de pimienta enteros, porque tienen mucho más sabor que la pimienta ya molida.

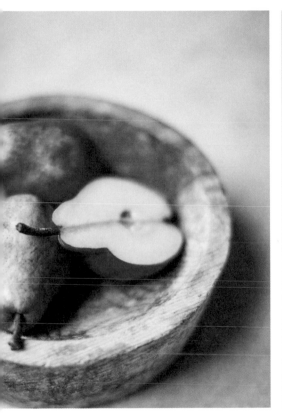
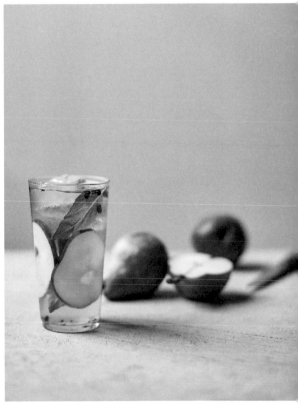

HIERBA DE LIMÓN Y JENGIBRE

CALIENTE

INGREDIENTES

2 tallos de hierba
de limón
1 trozo de jengibre del
tamaño de un pulgar
500 ml de agua hirviendo

PREPARACIÓN

Maja la hierba de limón en un mortero, para que libere los aceites naturales y la fragancia, e introdúcela en una tetera pequeña. Corta el jengibre en láminas finas y añádelas a la tetera. Llena la tetera con el agua hirviendo y déjala infusionar entre cinco y diez minutos antes de servirla.

CONSEJO

Esta infusión especiada y fragante es la sustituta ideal del café o del té matutinos.

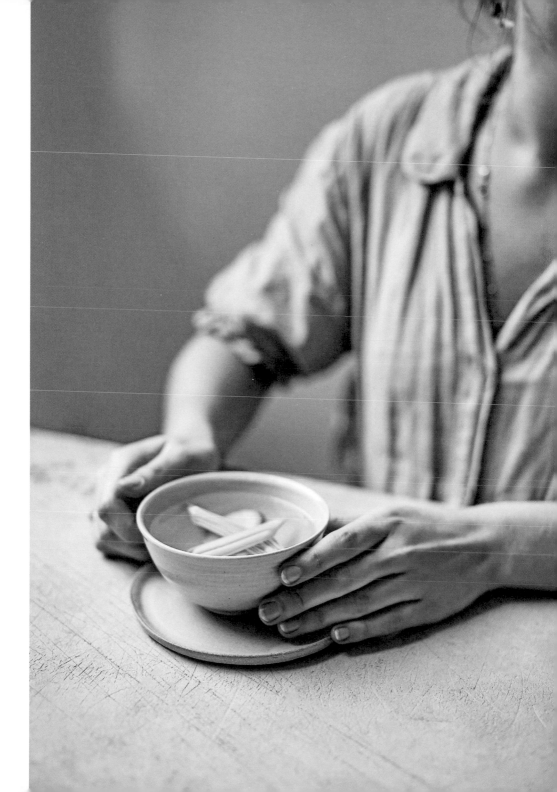

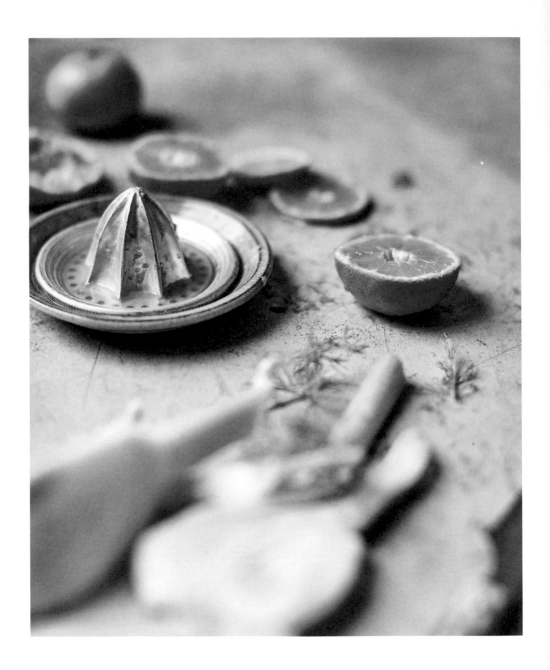

HINOJO Y CLEMENTINA

INGREDIENTES
1 bulbo de hinojo
3 clementinas
1,25 l de agua

PREPARACIÓN
Corta el bulbo de hinojo en láminas muy finas y deposítalas en una jarra grande. Corta dos clementinas en rodajas finas de modo que obtengas unos discos bonitos y añádelos al hinojo. Exprime la última clementina, añade el jugo a la jarra y luego el agua fría. Déjala infusionar en el frigorífico durante un mínimo de dos horas antes de servirla. Si lo deseas, adorna los vasos con hojas de hinojo.

CONSEJO
El hinojo ofrece múltiples beneficios para la salud y promueve la salud digestiva y metabólica. También es rico en vitamina C, por lo que esta infusión es una manera fantástica de recuperar fuerzas si te notas algo lento.

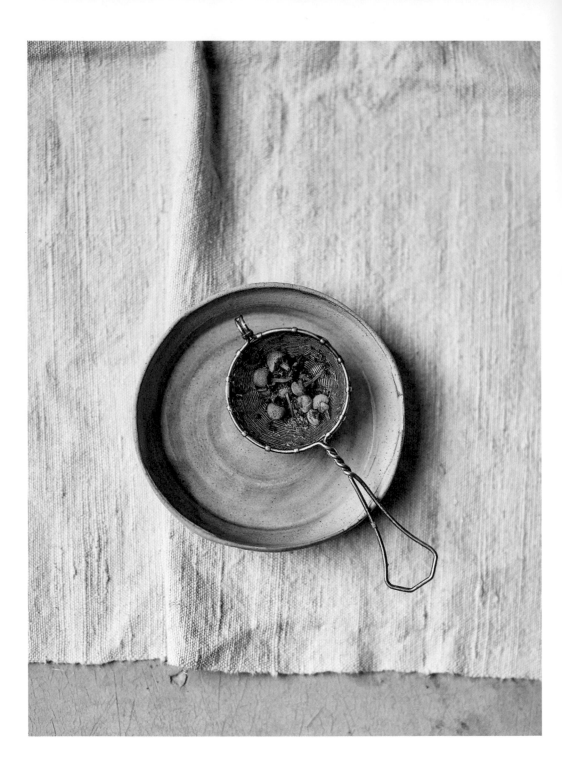

RELAJAR

Estas recetas, ideales para noches lánguidas
o fines de semana, usan ingredientes relajantes y
reconfortantes, como el hinojo y el cardamomo.
Prepáralas para facilitar el sueño y aliviar la
ansiedad y el estrés de la vida moderna.

MORAS
Y LAUREL

INGREDIENTES
3 hojas de laurel fresco
10 moras
1,25 l de agua
hielo, opcional

PREPARACIÓN
Maja ligeramente las hojas de laurel en un mortero o
con el extremo de un rodillo, para que liberen los aceites
naturales y la fragancia. Corta las moras por la mitad
y deposítalas en una jarra grande. Añade las hojas de
laurel y el agua fría y déjala infusionar en el frigorífico
durante un mínimo de dos horas antes de servirla. Si lo
deseas, puedes adornar los vasos con una hoja de laurel.

CONSEJO
*El laurel es fácil de cultivar
y crece bien incluso como
planta de interior, así que
incorporarlo a las plantas
de la familia es una
magnífica idea.*

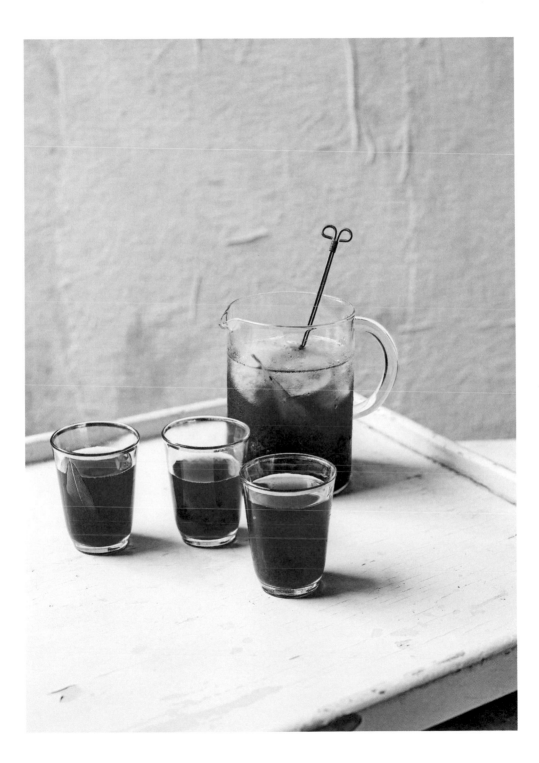

MELOCOTÓN, MENTA Y LIMA

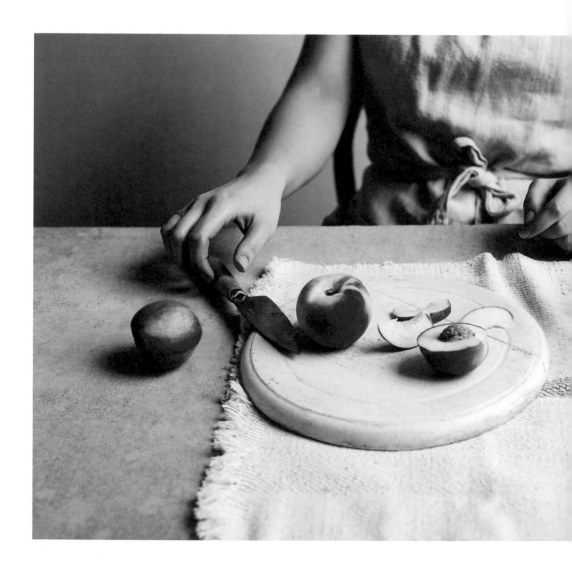

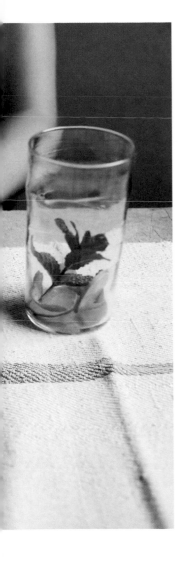

INGREDIENTES
2 melocotones
5 ramitas de menta
1 lima
1,25 l de agua

PREPARACIÓN
Parte los melocotones por la mitad, retira los huesos
y córtalos en láminas finas. Estruja ligeramente las
ramitas de menta con las manos, para que liberen su
fragancia, y añádelas a la jarra, junto al melocotón
laminado. Corta la lima en rodajas finas e incorpóralas
también. Llena la jarra con agua fría y déjala infusionar
en el frigorífico durante un mínimo de dos horas antes
de servirla.

CONSEJO
*Bebe esta infusión para
relajarte en un soleado
día de verano, cuando
los melocotones están
en su mejor momento.
Si no puedes encontrar
melocotones, usa nectarinas.*

FRUTOS ROJOS ESPECIADOS

INGREDIENTES

10 frambuesas
10 fresas
2 ramas de canela
3 anises estrellados
1,25 l de agua
hielo, opcional

PREPARACIÓN

Corta por la mitad las frambuesas y las fresas y
deposítalas en una jarra grande. En un mortero, maja
ligeramente las ramas de canela para que liberen
su fragancia y añádelas a la jarra. Incorpora el anís
estrellado y el agua fría y déjala infusionar en el
frigorífico durante un mínimo de dos horas antes de
servirla.

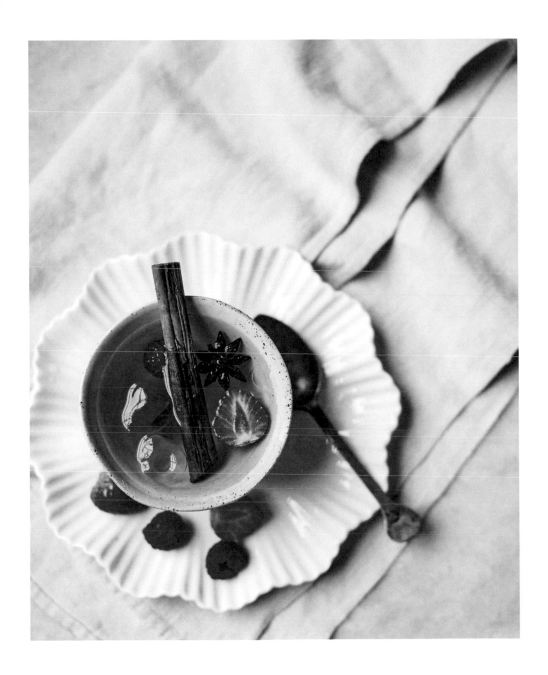

FRAMBUESAS, JENGIBRE Y CARDAMOMO

INGREDIENTES

1 trozo de jengibre del
   tamaño de un pulgar
4 vainas de cardamomo
10 frambuesas
1,25 l de agua
hielo, opcional

PREPARACIÓN

Corta el jengibre en láminas finas y májalas en un
mortero junto a las vainas de cardamomo. Pásalo todo
a una jarra grande. Corta las frambuesas por la mitad
y añádelas a las especias. Luego llena la jarra con agua
fría y déjala infusionar en el frigorífico durante un
mínimo de dos horas antes de servirla.

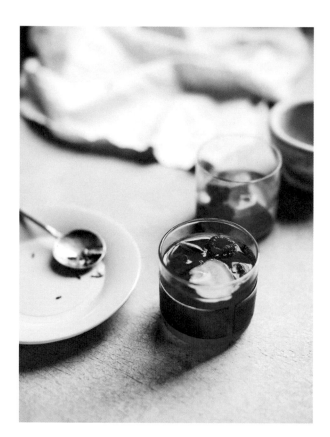

CONSEJO

*El cardamomo pertenece
a la misma familia
botánica que el jengibre
y la cúrcuma, por lo que
ofrece los mismos beneficios
para la salud, facilita
la digestión y alivia las
náuseas. Asegúrate de que
majas las vainas frescas
justo antes de preparar
la infusión; una vez
majado, el cardamomo
pierde rápidamente su
potente aroma.*

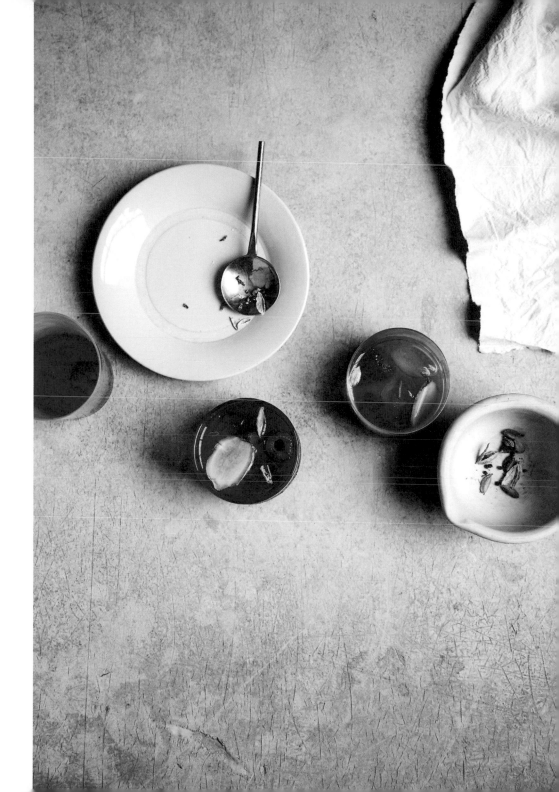

PERA
Y ROSA

INGREDIENTES

2 peras
1 limón
1,25 l de agua
1 cucharada de agua
   de rosas
hielo, opcional

PREPARACIÓN

Sin pelarla, corta la pera en láminas finas y deposítalas en una jarra grande. Corta la piel del limón en tiras usando un cuchillo de mondar y espárcelas sobre la pera. Añade el agua fría y luego el agua de rosas. Remuévela bien, pruébala y añade más agua de rosas si es necesario. Déjala infusionar en el frigorífico durante un mínimo de dos horas antes de servirla.

CONSEJO

Para una bebida realmente especial, adorna esta infusión con pétalos de rosa de color rosa pálido. Encontrarás pétalos de rosa comestibles en tiendas de alimentación saludable o en internet.

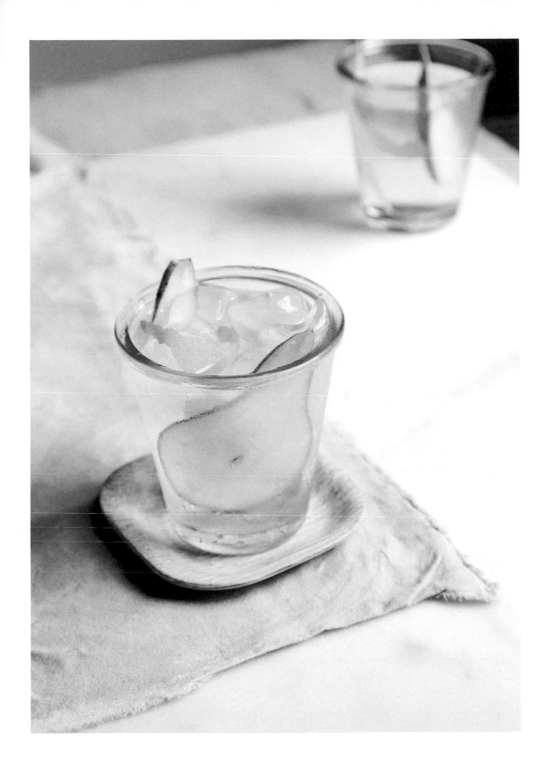

LIMÓN, JENGIBRE Y CÚRCUMA

CALIENTE

INGREDIENTES

1 trozo de jengibre del
   tamaño de un pulgar
2 trozos de cúrcuma
   fresca del tamaño
   de un pulgar
1 limón
500 ml de agua hirviendo

PREPARACIÓN

Corta el jengibre y la cúrcuma en láminas finas y
májalas ligeramente en un mortero, para que liberen
su aroma. Pásalas a una tetera pequeña, parte el limón
por la mitad, exprime todo el jugo en la tetera y cúbrelo
todo con agua hirviendo. Déjala infusionar durante
cinco minutos antes de servirla.

CONSEJO

*Bebe esta infusión en
ayunas por la mañana
para depurar el sistema
digestivo y activar el
metabolismo.*

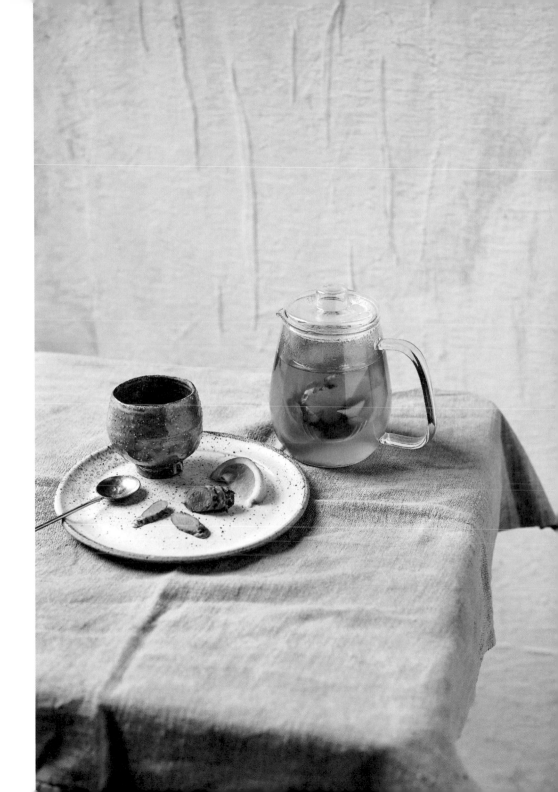

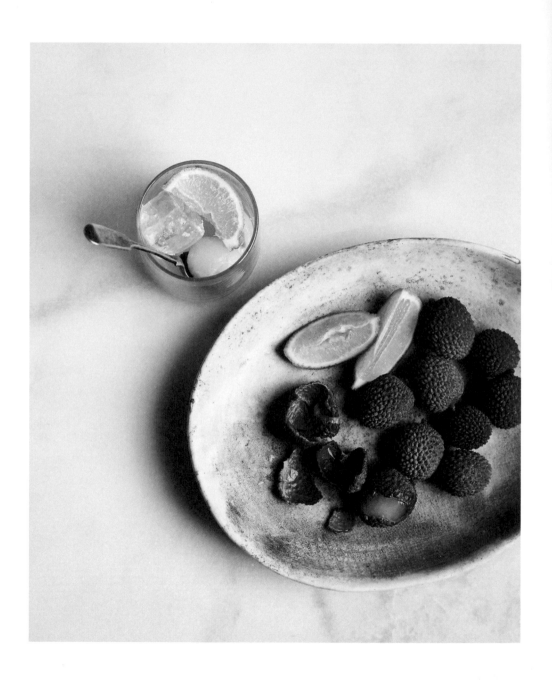

LICHIS
Y LIMA

INGREDIENTES
10 lichis
2 limas
1,25 l de agua
hielo, opcional

PREPARACIÓN
Retira la cáscara externa de los lichis, pártelos por la mitad, saca los huesos y deposita la jugosa pulpa en una jarra grande. Corta las limas en rodajas y mételas en la jarra. Llena esta con agua fría y déjala infusionar en el frigorífico durante un mínimo de dos horas antes de servirla.

CONSEJO
Los lichis son muy ricos en nutrientes, por ejemplo en vitamina C, por lo que son un ingrediente perfecto para las infusiones. La pulpa también tiene un contenido en agua muy elevado y bajo en calorías, así que los lichis son un tentempié ideal para mantenerse hidratado a lo largo del día.

INFUSIÓN DE ROSA MOSQUETA

`CALIENTE`

INGREDIENTES

1 cucharada de rosa
   mosqueta seca
500 ml de agua hirviendo

PREPARACIÓN

Pon la rosa mosqueta seca en una tetera pequeña, añade el agua hirviendo y déjala infusionar durante cinco minutos antes de servirla.

Nota: Puedes comprar rosa mosqueta seca en internet y en tiendas de alimentación saludable. Si tienes la suerte de tener un arbusto de rosa mosqueta frondoso en tu jardín, cosecha los frutos (escaramujo), lávalos bien, córtalos por la mitad y caliéntalos en el horno a 100 °C hasta que se hayan secado por completo.

CONSEJO

La infusión de rosa mosqueta es muy rica en antioxidantes, por lo que es fantástica para reducir el estrés y mantener la buena salud.

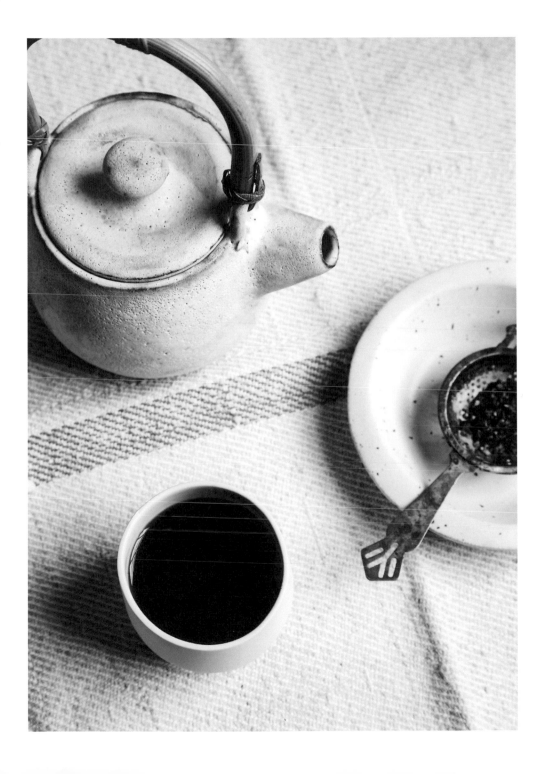

CARDAMOMO Y NARANJA

CALIENTE

INGREDIENTES

6 vainas de cardamomo
1 naranja
500 ml de agua hirviendo

PREPARACIÓN

Maja ligeramente las vainas de cardamomo en un mortero, para que liberen su fragancia, y pásalas a una tetera pequeña. Corta la naranja por la mitad y exprime una mitad en la tetera. Corta en rodajas la otra y añádelas a la tetera. Llena esta con el agua hirviendo y déjala infusionar durante cinco minutos antes de servirla.

CONSEJO

Las teteras pequeñas, de estilo japonés, son los recipientes perfectos para las infusiones calientes. Puedes comprarlas en tiendas especializadas o en internet.

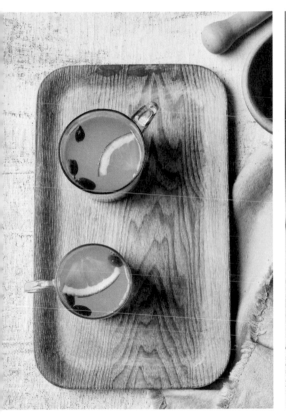

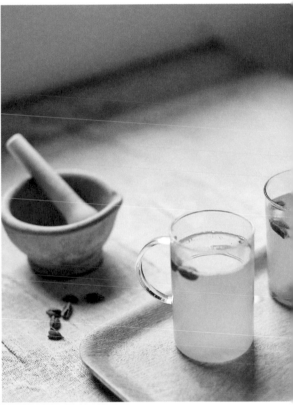

SEMILLAS DE HINOJO Y HIERBABUENA

CALIENTE

INGREDIENTES

1 cucharadita de semillas de hinojo
1 cucharadita de hierbabuena seca
500 ml de agua hirviendo

PREPARACIÓN

Maja ligeramente las semillas de hinojo en un mortero, para que liberen su fragancia. Introduce las semillas majadas y la hierbabuena seca en una tetera pequeña. Añade el agua hirviendo y déjala infusionar unos cinco minutos antes de servirla.

CONSEJO

Tanto las semillas de hinojo como la hierbabuena reducen los síntomas de indigestión, por lo que esta infusión es una opción mucho mejor que el café después de una comida abundante.

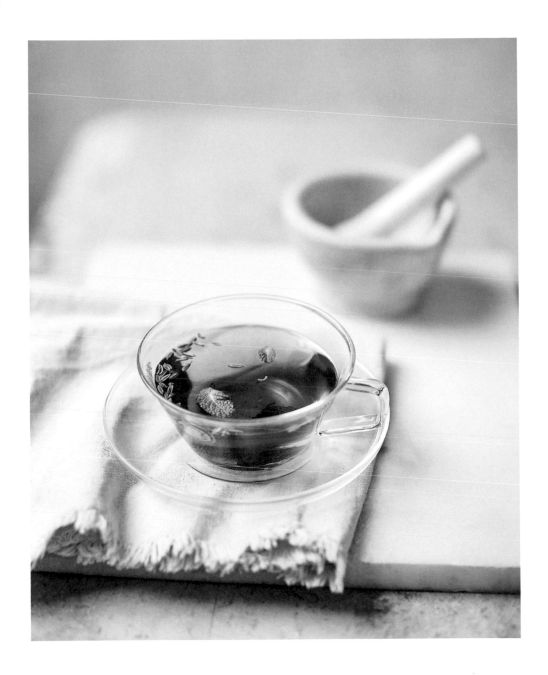

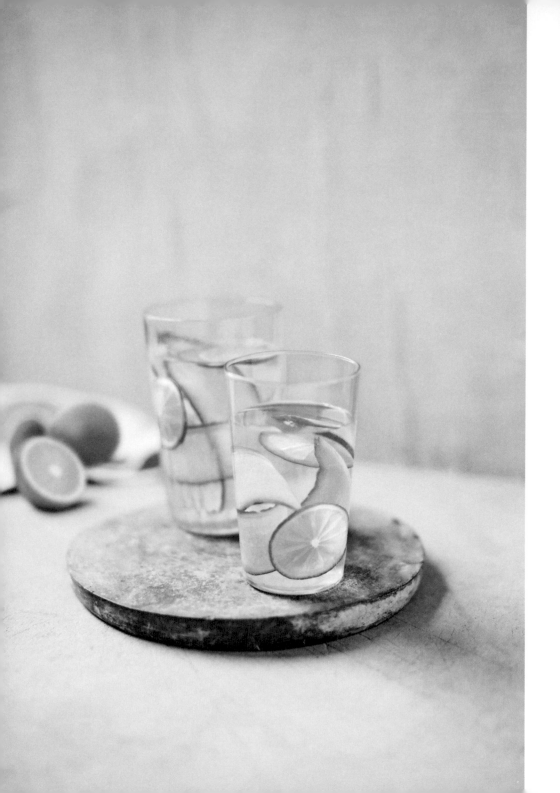

MANDARINA Y PEPINO

INGREDIENTES

2 mandarinas
$\frac{1}{2}$ pepino
1,25 l de agua

PREPARACIÓN

Corta la mandarina en rodajas finas y mételas en una jarra grande. Con un pelador, lamina el pepino longitudinalmente en cintas y deposítalas sobre la mandarina. Llena la jarra con agua fría y déjala infusionar en el frigorífico durante un mínimo de dos horas antes de servirla. Si lo deseas, puedes adornar los vasos con una cinta de pepino y una rodaja de mandarina.

CHAI ESPECIADO

CALIENTE

INGREDIENTES
8 vainas de cardamomo
1 rama de canela
4 clavos de olor
2 anises estrellados
500 ml de agua hirviendo
1 cucharada de miel
  líquida

PREPARACIÓN
En un mortero, maja ligeramente las vainas de cardamomo y la rama de canela, para que liberen su fragancia, y pásalas a una tetera pequeña. Añade el clavo de olor, el anís estrellado y el agua hirviendo. Incorpora la miel, remuévela hasta que se haya disuelto por completo y déjala infusionar durante unos cinco minutos. Antes de servirla, comprueba el punto de dulzor y agrega más miel si es necesario.

CONSEJO
Enraizado en muchas leyendas, el chai es una de las infusiones más antiguas que se conocen. Históricamente, se preparaba con efectos curativos y aún hoy sigue siendo una de las bebidas más populares en India.

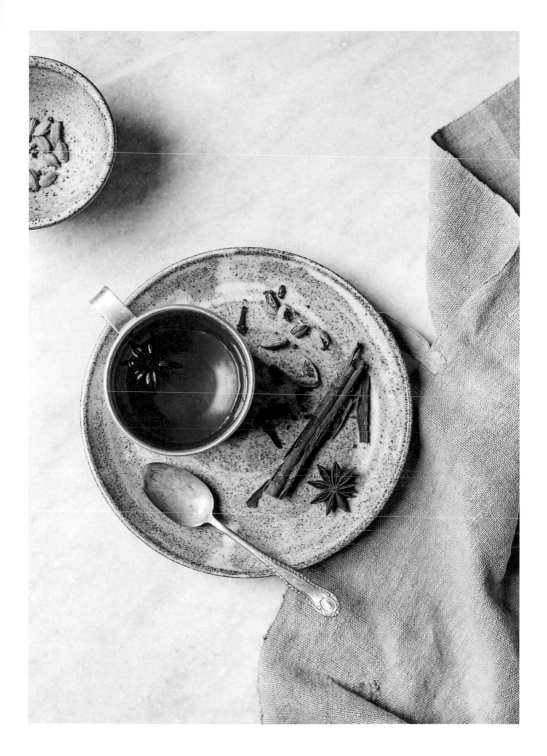

PIÑA
Y MENTA

INGREDIENTES
$\frac{1}{4}$ de piña
5 ramitas de menta
1,25 l de agua
hielo, opcional

PREPARACIÓN
Corta la piña en cuñas y mételas en una jarra grande.
Estruja ligeramente las ramitas de menta con las
manos, para que liberen su fragancia, y añádelas a
la jarra con la piña. Llénala con agua fría y déjala
infusionar en el frigorífico durante un mínimo de dos
horas antes de servirla.

CONSEJO
*Fresca y tropical, esta es
la infusión perfecta para
relajarte en las noches
templadas.*

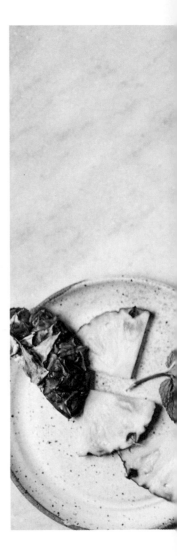

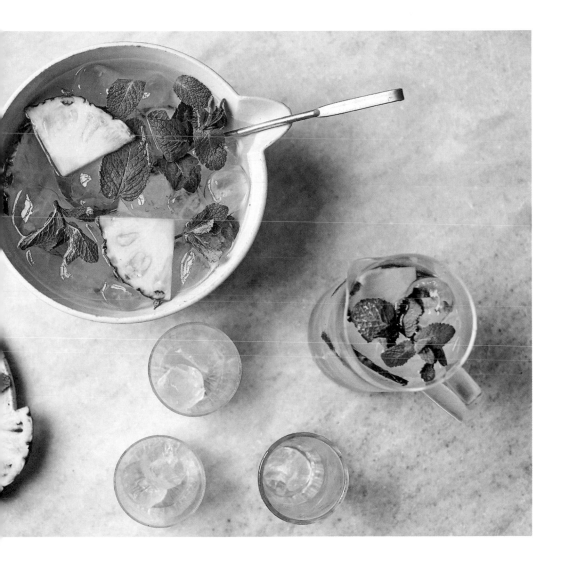

LIMÓN, ARÁNDANOS Y LAVANDA

INGREDIENTES
1 limón
15 arándanos
1 cucharadita de lavanda
  seca
1,25 l de agua
hielo, opcional

PREPARACIÓN
Corta la piel del limón en tiras largas y resérvalas.
Trocea el limón en rodajas finas y deposítalas en una
jarra grande. Esparce los arándanos sobre las rodajas de
limón, espolvorea la lavanda seca y añade el agua fría.
Déjala infusionar en el frigorífico durante un mínimo
de dos horas antes de servirla. Adorna los vasos con una
rodaja de limón, algunos arándanos y tiras de la piel del
limón.

CONSEJO
*Si no tienes lavanda en
el jardín, puedes comprar
lavanda apta para uso
culinario en tiendas de
alimentación saludable
o en internet.*

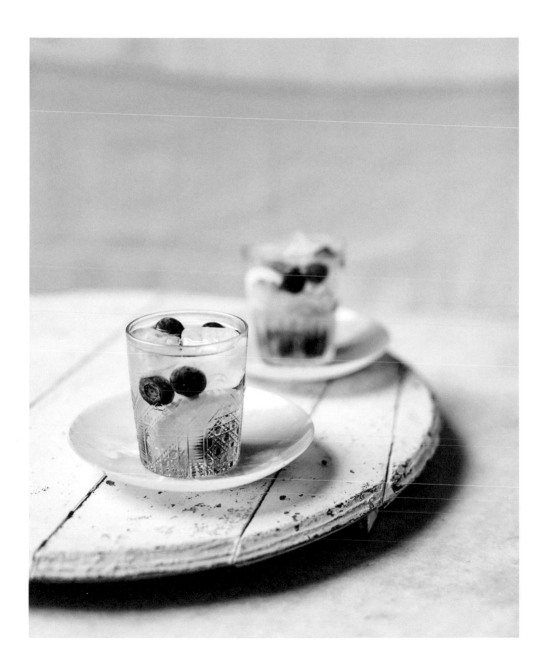

VAINILLA, CANELA Y CLEMENTINA

CALIENTE

INGREDIENTES
1 vaina de vainilla
1 rama de canela
2 clementinas
500 ml de agua hirviendo

PREPARACIÓN
Corta la vaina de vainilla longitudinalmente y raspa las semillas con el mango de un cuchillo o una cucharilla de café. Deposita las semillas y la vaina en una tetera pequeña. Maja ligeramente la rama de canela en un mortero, para que libere su fragancia, y añádela a la tetera. Corta una clementina en rodajas pequeñas y mételas en la tetera. Exprime la otra clementina, añade el jugo a la tetera y cúbrelo todo con el agua hirviendo. Déjala infusionar durante unos cinco minutos antes de servirla.

CONSEJO
¿Sabías que la planta de la vainilla es una variedad de orquídea? Si quieres obtener el máximo sabor, usa vainilla fresca.

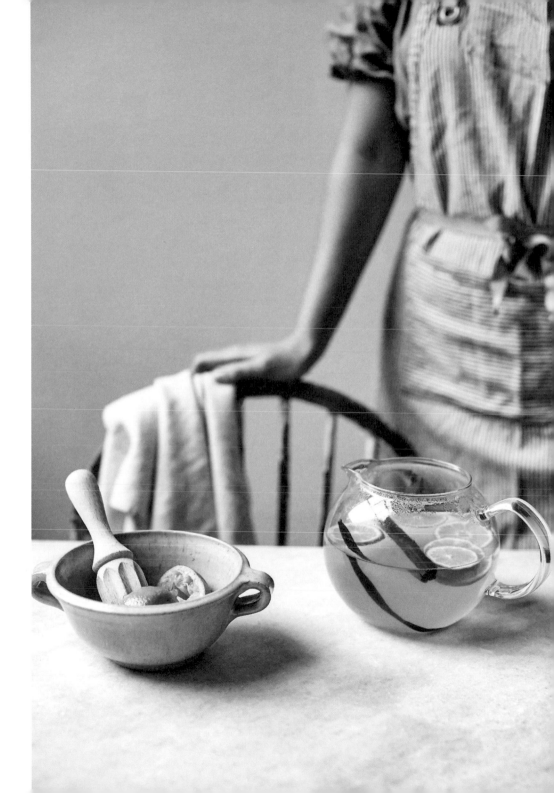

PEPINO, LIMA
Y CILANTRO

INGREDIENTES

2 limas
$\frac{1}{2}$ pepino
6 ramitas de cilantro,
   y un poco más para
   servir si se desea
1,25 l de agua
hielo, opcional

PREPARACIÓN

Corta una lima en rodajas finas y deposítalas en una jarra grande. Exprime la otra lima y añade el jugo a la jarra. Con un pelador, lamina el pepino longitudinalmente en cintas y agrégalas a la lima. Incorpora el cilantro y luego el agua fría y déjala infusionar en el frigorífico durante un mínimo de dos horas antes de servirla. Si lo deseas, puedes adornar los vasos con una cinta de pepino y una ramita de cilantro.

CONSEJO
El cilantro fresco es rico en vitaminas K y C. ¡Cultívalo en una maceta en el alféizar de una ventana!

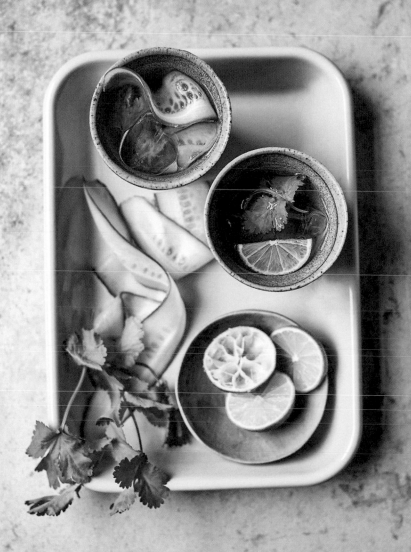

CAMOMILA Y MELISA PARA DORMIR BIEN

CALIENTE

INGREDIENTES
1 cucharadita de flores
   de camomila secas
1 cucharadita de melisa
   seca
500 ml de agua

PREPARACIÓN
Pon las flores de camomila y la melisa en un cazo pequeño. Añade el agua y llévala a ebullición. Déjala hervir a fuego lento durante cinco minutos.

También puedes poner las flores de camomila y la melisa en una tetera pequeña, añadir 500 ml de agua hirviendo y dejarla infusionar durante 5 minutos.

Para servir en las tazas, vierte la infusión por un colador.

CONSEJO
La camomila y la melisa promueven un sueño reparador, así que bebe esta infusión justo antes de acostarte si quieres dormir bien.

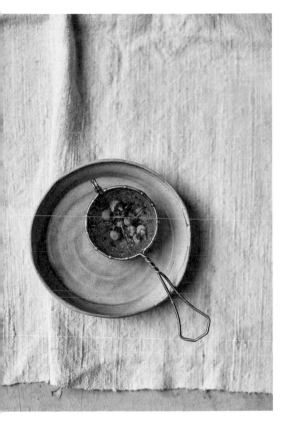
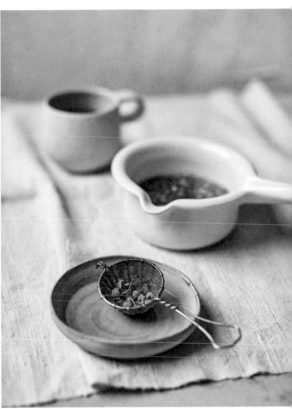

ÍNDICE ALFABÉTICO

INFUSIONES CALIENTES

AGRADECIMIENTOS

Muchas gracias al maravilloso equipo editorial por pedirme en primer lugar que formara parte de este proyecto y también por haber hecho que trabajar con vosotros, siempre pacientes y creativos, haya sido un placer. Un agradecimiento especial a Harry por su aparición estelar en estas páginas. ¡Estaréis de acuerdo conmigo en que es un modelo de mano fantástico!

A Luke, gracias por las bellísimas fotografías que adornan estas páginas y por hacer que el libro haya cobrado vida. A Louie, gracias por la fantástica selección de decorado y por la magnífica dirección artística, por haber sido tan buena compañía durante las sesiones de fotografía y por las charlas acerca de comida, interiorismo y perros.

A mi madre y a mi padre, por ser siempre la mejor red de apoyo que podría pedir, por estar siempre al otro lado del teléfono y, por supuesto, por haber alimentado mi amor por la cocina desde la infancia. A mi hermana, Louisa, que es mi mejor amiga y eternamente amable, positiva y solidaria y a su novio, Pie, otro espejo de apoyo y de positivismo. ¡Gracias también por todas esas horas de canguro! A mi maravilloso grupo de amigas: Emma, Katie, Kia, Lucy y Zoe, que, por suerte, siempre están encantadas de probar mis recetas y me ayudan a seguir sonriendo.

Para terminar (y sobre todo) a Tom y a mi pequeñina, Louisa, por hacer que este, el primer gran proyecto después de la baja de maternidad, no solo haya sido posible, sino que haya resultado un verdadero placer. Vuestro apoyo y vuestros rostros sonrientes al final de una larga jornada son lo más valioso que tengo. Ojalá que cocinar para vosotros dos siga siendo uno de mis mayores placeres.

La edición original de esta obra ha sido publicada en el
Reino Unido en 2019 por Quadrille, sello editorial de
Hardie Grant Publishing, con el título

Infused Waters

Traducción del inlglés
Montserrat Asensio Fernández

Cinco Tintas
Diagonal, 402 – 08037 Barcelona
www.cincotintas.com

Impreso en China
Depósito legal: B 11087-2019
Código IBIC: WBXN

ISBN 978-84-16407-68-2

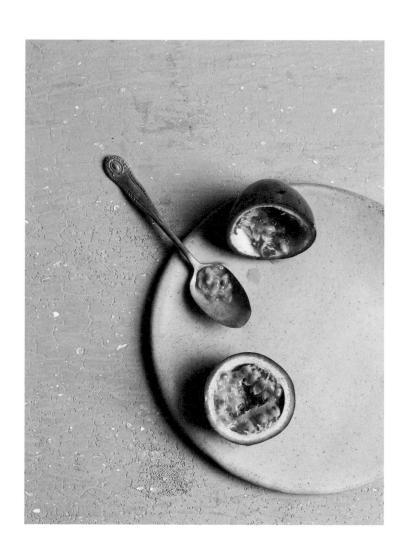